Warnke · Satzger-Harsch
ADHS – Das Aufmerksamkeitsdefizit-Syndrom

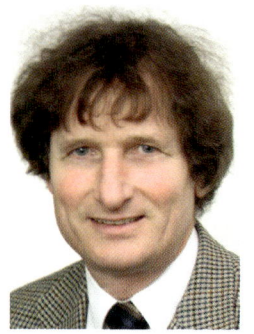

Prof. Dr. med. Dipl.-Psych. Andreas Warnke ist Direktor der Klinik und Poliklinik für Kinder- und Jugendpsychiatrie und Psychotherapie an der Universität Würzburg und Leiter der Tagesklinik des Diakonischen Werkes Würzburg. Er ist Mitglied des erweiterten Vorstandes des Weltverbandes für Kinder- und Jugendpsychiatrie und Vorstandsmitglied des Europäischen Verbandes; Mitglied der Leitlinienkommission der Deutschen Gesellschaft für Kinder- und Jugendpsychiatrie und Psychotherapie und des „Beirats Psychotherapie" der Bundesärztekammer. Er ist Mitherausgeber der Zeitschrift für Kinder- und Jugendpsychiatrie und Psychotherapie.

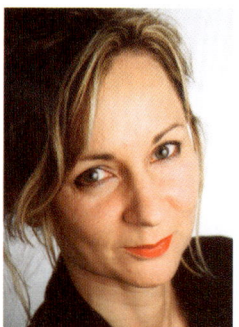

Ulla Satzger-Harsch studierte in Münster und Bielefeld Diplom-Biologie (Schwerpunkt Molekularbiologie/ Genetik). Im Anschluss an das Studium spezialisierte sie sich auf den Medizinjournalismus und betreute als Chefredakteurin in einem medizinischen Fachverlag verschiedene Fachzeitschriften für Ärzte. Mittlerweile ist Frau Satzger-Harsch seit mehreren Jahren freiberuflich als medizinische Fachjournalistin tätig. Ihr Schwerpunkt sind psychische und neurologische Störungen. Sie lebt in Ostfildern nahe Stuttgart und ist Mutter von zwei Kindern.

Prof. Dr. Andreas Warnke
Ulla Satzger-Harsch

ADHS
Das Aufmerksamkeits-
defizit-Syndrom

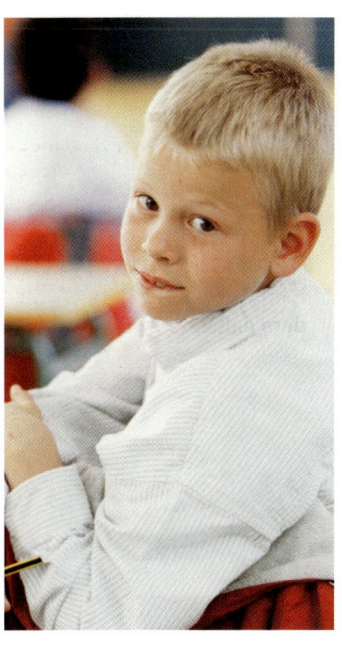

- Klare Antworten auf die
  25 häufigsten Fragen
- Für Eltern und Lehrer:
  So handeln Sie richtig
- Mit hilfreichen Materialien
  zum Heraustrennen

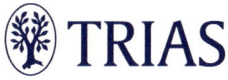

Bibliografische Information
der Deutschen Bibliothek
Die Deutsche Bibliothek verzeichnet
diese Publikation in der Deutschen
Nationalbibliografie; detaillierte
bibliografische Daten sind im Internet über
http://dnd.ddb.de abrufbar

Umschlaggestaltung:
Cyclus · Visuelle Kommunikation
Stuttgart

Programmplanung: Sibylle Duelli
Lektorat: Annette Bleick

Bildnachweis:
Umschlag vorne und hinten: Mauritius;
S.43 MTA Cooperative Group: A 14-month
randomized clinical trial of the treatment
Strategies for attention deficit hyperactivity
disorder. Arch Gen Psychiatry, 56:1073-
1086,1999; S. 53/56/90/91/93/95 ©
Universitätsklinikum Würzburg, Klinik und
Poliklinik für Kinder- und Jugendpsychiatrie;
S. 62/63 Parthena Loenicker; alle anderen
Zeichnungen: TRIAS Verlag in MVS Medizin-
verlage Stuttgart GmbH & Co. KG

Gedruckt auf chlorfrei
gebleichtem Papier

© 2004 TRIAS Verlag in
MVS Medizinverlage Stuttgart
GmbH & Co. KG.
Oswald-Hesse-Str. 50
70469 Stuttgart
Printed in Germany

Satz: Cyclus · Media Produktion
Druck: Westermann Druck, Zwickau

ISBN 3-8304-3154-6

Wichtiger Hinweis:
Wie jede Wissenschaft ist die Medizin ständigen Entwicklungen unterworfen, Forschung
und klinische Erfahrung erweitern unsere
Erkenntnisse, insbesondere was Behandlung
und medikamentöse Therapie anbelangt. Soweit in diesem Werk eine Dosierung oder eine
Applikation erwähnt wird, darf der Leser zwar
darauf vertrauen, dass Autoren, Herausgeber
und Verlag große Sorgfalt darauf verwandt haben, dass diese Angabe dem **Wissensstand
bei Fertigstellung des Werkes** entspricht.
Für Angaben, Dosierungsanweisungen und
Applikationsformen kann vom Verlag jedoch
keine Gewähr übernommen werden. **Jeder Benutzer ist angehalten,** durch sorgfältige Prüfung der Beipackzettel der verwendeten Präparate und unter Umständen nach
Konsultation eines Spezialisten festzustellen,
ob die dort gegebene Empfehlung für Dosie-
rungen oder die Beachtung von Kontraindika-
tionen gegenüber der Angabe in diesem Buch
abweicht. Eine solche Prüfung ist besonders
wichtig bei selten verwendeten Präparaten
oder solchen, die neu auf den Markt gebracht
worden sind. **Jede Dosierung oder Anwendung erfolgt auf eigene Gefahr des Benut-
zers.** Autoren und Verlag appellieren an jeden
Benutzer, ihm etwa auffallende Ungenauigkei-
ten dem Verlag mitzuteilen.

Teil I: Für die Eltern

INHALT

Teil II: Für das Kind

Teil III: Für die Lehrer

Teil IV: Service

FÜR DIE ELTERN

➤➤➤ Basiswissen ADHS

➤➤ Die Probleme der Eltern

➖ Haben Sie ein Kind mit ADHS? Dann fühlen Sie sich wahrscheinlich des Öfteren total erschöpft, ausgepowert und wissen manchmal einfach nicht mehr weiter. Vereinbarte Aufforderungen werden nicht befolgt, Regeln missachtet und Grenzen übertreten. Durch die andauernden Probleme mit dem Kind und den Hausaufgabenstress geraten viele Familien an die Grenze ihrer Belastbarkeit.

Ärger in der Schule ➖ Zusätzlich zu den ständigen Auseinandersetzungen innerhalb der Familie kommen die regelmäßigen Schreckensmeldungen aus der Schule. Obwohl das Kind klug ist, lassen die Noten zu wünschen übrig. Von den Lehrern müssen Sie sich anhören, dass sich das Kind im Unterricht ablenken lässt, des Öfteren stört und immer wieder Streit anfängt.

Vorwürfe von allen Seiten ➖ Dazu die schiefen Blicke der Nachbarn und der Verwandten sowie der ausgesprochene oder indirekte Vorwurf, in der Erziehung versagt zu haben. Ratschläge wie „Sie sollten sich mehr um Ihr Kind kümmern" oder „Sie müssen einfach einmal richtig durchgreifen" hören Eltern von Kindern mit ADHS häufig. Viele Eltern glauben in der Erziehung versagt zu haben, und werden von Schuldgefühlen gequält.

Überforderung ➖ Durch diese ganze Belastung ist die familiäre Tragfähigkeit oft überfordert. Manche Eltern geraten über die Erziehungsprobleme in Streit; Trennungen und Scheidungen sind deutlich häufiger als bei Eltern von „normalen" Kindern.

> ### Wie fühlt sich das Kind?

━━ Doch die Probleme der Eltern sind nur die eine Seite der Medaille. Wie geht es den betroffenen Kindern? Von klein auf hören sie immer wieder Vorwürfe wie „Du nervst", „Kannst du nicht denken?", „Musst du mich extra ärgern?", „Das habe ich dir doch schon tausend Mal gesagt" oder „Muss das denn schon wieder sein?". Auch Bemerkungen wie „Stell dich doch nicht so blöd an" oder „Wie alt bist du eigentlich?" und Bezeichnungen wie Nervensäge, Unruhestifter, Spielverderber und Quälgeist sind für viele Kinder mit ADHS an der Tagesordnung.

━━ Vielen von ihnen wird unterstellt, sie könnten, wenn sie doch nur wollten, oder sie seien nur frech und ungezogen. Die Hausaufgaben sind oft ein „Drama": Das Kind findet keinen Anfang, immer zappelig, abgelenkt, unkonzentriert. Bei kleinster Kritik geht es in die Luft, und ein Streit entbrennt.

Zappelphilipp

━━ Durch die soziale Ausgrenzung wird die Situation weiter verschärft. Viele Kinder mit ADHS werden von den Mitschülern abgelehnt, zu keinem Geburtstag eingeladen oder aus Vereinen ausgeschlossen. So wundert es nicht, dass sie total frustriert, ängstlich und blockiert sind. Ihr Selbstwertgefühl ist im Keller und viele von ihnen entwickeln zusätzlich eine Angsterkrankung oder eine Depression. Im Jugendalter be-

Außenseiter

Was bedeutet ADHS?

ADHS ist die Abkürzung für Aufmerksamkeits-Defizit-Hyperaktivitäts-Störung. Das ist eine neurobiologische Erkrankung, für die drei Symptome charakteristisch sind:
- kurze Aufmerksamkeitsspanne/erhöhte Ablenkbarkeit,
- motorische Unruhe (Hyperaktivität),
- Impulsivität.

FÜR DIE ELTERN

steht ein erhöhtes Risiko, drogenabhängig zu werden oder mit dem Gesetz in Konflikt zu geraten; und die erreichte Schulausbildung liegt meist unterhalb ihrer intellektuellen Möglichkeiten. Doch in all diesen Belastungen sind Sie und Ihr Kind nicht alleine. Auf der ganzen Welt haben etwa 6% aller Kinder ADHS, und die meisten Eltern haben ähnliche Schwierigkeiten.

» Kinder mit ADHS brauchen Unterstützung

Doch das alles muss nicht sein! Denn durch das richtige erzieherische „Handwerkszeug" lassen sich viele kritische Situationen entschärfen und die positive Entwicklung des Kindes fördern. Natürlich ist es keine leichte Aufgabe, ein Kind mit ADHS bis in das Erwachsenenalter zu formen und zu führen. Es wäre blauäugig zu denken, mit der „richtigen" Erziehung seien alle Probleme aus der Welt geschafft.

Immer auf vollen Touren

Diese Kinder sind nicht mit einem VW Golf mit einem 60-PS-Motor vergleichbar. Sie haben vielmehr einen Porsche-Motor unter ihrer Haube und lieben es, aufs Gaspedal zu drücken. Ab und zu geraten sie in den Rausch der Geschwindigkeit und fliegen mit quietschenden Reifen aus der Kurve. Dennoch: Auch ein kleiner Rennwagen ist mitunter tauglich für den allgemeinen Straßenverkehr und zugleich gibt es vielfältige Möglichkeiten, den Straßenverkehr dem Rennwagen anzupassen!

Dieses Buch bietet Hilfe

Die in unserem Buch gegebenen Ratschläge sind Anregungen, die sich bei Kindern mit ADHS bewährt haben. Vielleicht lassen sich einige dieser Vorschläge in Ihrer Familie in die Tat umsetzen und möglicherweise hilft es Ihnen, das Leben Ihres Kindes und Ihrer Familie positiver zu gestalten.

» Woran erkennt man ein Kind mit ADHS?

➖ Kinder mit ADHS haben Schwierigkeiten, still zu sitzen, sie wirken ruhelos, unruhig und sind am liebsten in Bewegung. Vor allem Situationen, in denen längeres Stillsitzen erwartet wird, wie in der Schule und bei den Hausaufgaben, fallen ihnen sehr schwer. Jungen sind wesentlich häufiger von ADHS betroffen als Mädchen.

Hyperaktivität

➖ Nur mit Mühe können sie ihre Aufmerksamkeit längere Zeit einer Sache widmen. Sie lassen sich leicht ablenken und schaffen es oft nicht, eine begonnene Aufgabe oder ein Spiel zu Ende zu führen. Ihre Konzentrationsspanne ist gering, sie wirken fahrig und vergessen oft kleinste Anweisungen.

Aufmerksamkeitsdefizit

➖ Sich an Regeln zu halten und gehorsam zu sein, gelingt Kindern mit ADHS weniger gut als anderen Kindern. Sie wollen gerne bestimmen, fühlen sich rasch provoziert und sind häufiger als andere Kinder in Streitigkeiten verwickelt.

Impulsivität

➖ Die Symptome treten „situationsübergreifend" auf, das heißt sowohl in der Schule bzw. im Kindergarten als auch in der Familie sowie im Freizeitbereich. Das Ausmaß der Symptome steht in engem Zusammenhang mit der Situation. Als Störung werden die Symptome vor allem dann deutlich, wenn Anforderungen gestellt werden, die dem Kind besonders schwer fallen. Dazu zählt z.B.:

Schwierige Situationen

➖ Stillsitzen am Essenstisch oder im Schulunterricht („motorische Ruhe"),

➖ ruhiges und konzentriertes Bearbeiten von Aufgaben („Konzentration/Aufmerksamkeit"),

➖ geduldiges Melden und Abwarten bis der Lehrer das Kind aufruft, anstelle ungefragt mit der Antwort herauszuplatzen (Impulskontrolle).

FÜR DIE ELTERN

FÜR DIE ELTERN

Was bedeutet ADS?

Während ADHS (Aufmerksamkeitsstörung mit Hyperaktivität) in der Öffentlichkeit meist gut bekannt ist, wissen viel weniger Menschen, dass es noch eine weitere Form dieser Störung gibt. Von ADS (Aufmerksamkeits-Defizit-Störung) spricht man, wenn die Kinder zwar durch Unaufmerksamkeit und Impulsivität, aber nicht durch motorische Unruhe auffallen. Oft ist die Aktivität der Kinder sogar vermindert (= hypoaktiv); sie sind besonders still, haben ein langsames Arbeitstempo und wirken verträumt. Mädchen sind von dieser Form der Aufmerksamkeitsstörung häufiger betroffen als Jungen.

Je mehr das Kind mit ADHS solchen „Lebensaufgaben" ausgesetzt ist, desto wahrscheinlicher fühlt es sich überfordert und seine Reaktionen werden als „Störung" wahrgenommen.

› Sehen Sie auch die positiven Eigenschaften

━ Auf der anderen Seite haben Kinder mit ADHS eine Vielzahl von positiven Seiten. Sie gehen meist sehr offen auf andere Menschen zu, sind redegewandt, ideenreich, begeisterungsfähig und kreativ. Meist können sie sich gut orientieren, haben einen ausgeprägten Sinn für Gerechtigkeit, sind tierlieb und hilfsbereit. Viele Menschen mit ADHS waren sogar der zündende Funke unserer Gesellschaft. Bei Einstein, Mozart, Churchill, Clinton, Gates und anderen berühmten Persönlichkeiten wird ADHS vermutet.

› Es gibt unterschiedliche Ausprägungen

━ Die Unruhe, die verminderte Aufmerksamkeit und die Impulsivität sind nicht bei allen Kindern mit ADHS bzw. ADS gleichermaßen stark ausgeprägt. Während bei einigen Kindern die Unruhe im Vordergrund steht, ist bei anderen Kindern die Impulsivität oder die Aufmerksamkeitsstörung besonders stark vorhanden. Am besten ist ADHS vielleicht mit Bluthochdruck vergleichbar. Manche Menschen haben einen etwas zu hohen, andere einen viel zu hohen Blutdruck. Ähnlich ist es bei Kindern mit ADHS: Bei manchen Kindern sind die Symptome ein wenig, bei anderen stärker und bei anderen sehr stark ausgeprägt. Der Übergang ist fließend.

Von einer Störung ist auszugehen, wenn das Kind aufgrund der ADHS-Symptome seine alltäglichen Aufgaben nicht mehr bewältigen kann, das heißt, dass es in der Schule scheitert, es in der Familie täglich Streit gibt oder der Ausschluss aus dem Kindergarten oder ein Schulverweis droht (siehe Checkliste auf der folgenden Seite).

➧ Nicht jedes schwierige Kind hat ADHS

➧ Natürlich hat nahezu jedes Kind im Laufe seiner Entwicklung Phasen, in denen es unruhiger ist, sich schlechter konzentrieren kann oder leicht in die Luft geht. Doch bei Kindern mit ADHS handelt es sich hierbei nicht um eine Phase. Die Probleme treten längerfristig über mindestens sechs Monate auf und bessern sich nicht von alleine. Die Symptome sind stärker ausgeprägt als bei Kindern gleichen Alters und gleichen Entwicklungsstands. Besonders deutlich sind die Zeichen von ADHS in Situationen, in denen eine hohe Ausdauer erwartet wird. Dagegen treten die Symptome bei einigen Kindern gar nicht oder kaum auf, wenn sie das erste Mal in einer neuen Umgebung oder mit einer fremden Bezugsperson allein sind.

➧ Lassen Sie Ihr Kind rechtzeitig untersuchen

➧ Die Diagnose ADHS setzt eine gründliche Untersuchung des Kindes und Gespräche mit den Eltern voraus. Oft werden hierzu Fragebögen eingesetzt. Voraussetzung für die Diagno-

Das sind typische ADHS-Symptome

Aufmerksamkeitsstörung

☐ ist häufig unaufmerksam gegenüber Details oder macht Sorgfältigkeitsfehler bei den Schularbeiten oder anderen Tätigkeiten

☐ kann die Aufmerksamkeit bei Aufgaben oder beim Spiel häufig nicht aufrechterhalten

☐ führt Anweisungen anderer nicht vollständig durch und kann Schularbeiten, andere Arbeiten oder Pflichten nicht zu Ende bringen

☐ beschäftigt sich nur widerwillig mit Aufgaben, die eine längere geistige Anstrengung erfordern

☐ verliert häufig Gegenstände, die er/sie benötigt

☐ scheint häufig nicht zu hören, wenn man ihn/sie anspricht

☐ kann Aufgaben und Aktivitäten nicht organisieren und strukturieren

☐ wird häufig durch äußere Reize abgelenkt

Impulsivität

☐ platzt häufig mit den Antworten heraus, bevor Fragen zu Ende gestellt sind

☐ kann häufig beim Spielen oder in Gruppensituationen nicht warten bis er/sie an der Reihe ist

☐ unterbricht oder stört andere häufig (platzt in die Unterhaltung oder Spiele anderer)

☐ redet übermäßig viel, ohne angemessen auf soziale Beschränkungen zu reagieren

Hyperaktivität

☐ zappelt mit Händen oder Füßen oder windet sich auf dem Sitz

☐ verlässt seinen Platz während des Unterrichts oder in anderen Situationen, in denen Sitzenbleiben erwartet wird

☐ läuft häufig herum oder klettert exzessiv in Situationen, in denen dies unpassend ist (bei Jugendlichen oder Erwachsenen ist meist nur ein Gefühl der inneren Unruhe vorhanden)

☐ hat häufig Schwierigkeiten, ruhig zu spielen oder sich mit Freizeitaktivitäten ruhig zu beschäftigen

☐ handelt oft als wäre er/sie getrieben

☐ zeigt ein anhaltendes Muster motorischer Aktivität, das durch die soziale Umgebung oder durch Aufforderungen nicht durchgreifend beeinflussbar ist.

Die nebenstehende Checkliste kann einen Anhaltspunkt geben, welche Symptome von ADHS möglicherweise bei Ihrem Kind vorliegen (in Anlehnung an das diagnostische und statistische Manual psychischer Störungen, DSM-IV).

Mithilfe nebenstehender Liste kann keinesfalls eine Diagnose gestellt werden. Dies erfordert eine gründliche Untersuchung durch einen erfahrenen Arzt, denn manchmal haben diese Symptome auch eine andere Ursache, wie zum Beispiel eine schulische Über- oder Unterforderung, eine Lernbehinderung oder eine besondere emotionale Belastung des Kindes. Treffen die folgenden Symptome auf Ihr Kind zu, sprechen Sie am besten mit Ihrem Arzt.

---

se ist, dass die Auffälligkeiten bereits vor dem sechsten Lebensjahr vorhanden und mehrere Bereiche des Kindes betroffen sind, das heißt Zuhause, Kindergarten, Schule oder Freizeitbereich.

Stellen Sie bei Ihrem Kind ein auffälliges Verhalten fest, sollten Sie möglichst frühzeitig abklären lassen, ob die Auffälligkeiten in Zusammenhang mit ADHS stehen. Denn dann können Sie eine ganze Menge tun, um Ihrem Kind zu helfen! Viele Eltern denken möglicherweise, dass das Kind nur noch mehr Schwierigkeiten bekommt, wenn klar wird, dass es ADHS hat.

Das ist nicht der Fall! Denn kennen Sie die Diagnose, lassen sich viele Schwierigkeiten des Kindes besser verstehen und vielen Problemen kann gezielt vorgebeugt werden. Die Eltern und auch andere Bezugspersonen können auf diesem Weg nachvollziehen, warum sich das Kind anders verhält als Gleichaltrige; sie können ihm besser zur Seite stehen und es gezielt unterstützen, sein Verhalten zu ändern. Dabei geht es längst nicht immer um Medikamente. Es gibt heute vielseitige Behandlungsmöglichkeiten, um die positive Entwicklung von Kindern mit ADHS zu fördern.

FÜR DIE ELTERN

» Besonderheiten von Kindern mit ADHS je nach Lebensalter

Blickt man auf die Lebensgeschichte der betroffenen Kinder zurück, bemerkt man, dass sie sich in verschiedener Hinsicht bereits von klein auf anders verhalten haben als gleichaltrige Kinder.

Säuglingsalter
Oft fallen sie im Säuglingsalter durch ihre ausgeprägte Aktivität auf. Als Babys weinen sie viel „grundlos" und sind oft sehr unruhig. Als Ursache werden oft fälschlicherweise Verdauungsprobleme vermutet. Meist haben die Säuglinge Probleme, zur Ruhe zu kommen, sie rauben den Eltern den Schlaf („Schreikind") und bereits kleine Reize wie eine geänderte Umgebung oder fremde Menschen bereiten ihnen (und ihren Eltern) Probleme.

Kleinkindalter
In diesem Alter haben sie oft ein rastloses Spielverhalten. Sie haben an ruhigen Beschäftigungen nur wenig Freude und mit Spielzeug gehen sie oft zerstörerisch um. Ihr Bewegungsdrang ist besonders stark, und meist haben sie eine ausgeprägte Trotzphase.

Kindergartenalter
Im Kindergartenalter können sie sich nur schlecht in eine Gruppe integrieren und schließen nur wenige Freundschaften. Oft haben die Erzieherinnen Probleme, mit den Kindern klarzukommen, sie wirken aggressiv, können sich nur schlecht an Regeln halten und Grenzen akzeptieren. Rasch sind sie die „Spielverderber".

Schulzeit
Mit Beginn der Schulzeit verschlimmern sich die Probleme. Die Kinder sind den Anforderungen an Ausdauer und Konzentration nicht gewachsen, und Lernprobleme treten in den Vordergrund. Die hyperaktiven Kinder stehen im Unterricht unerlaubt auf, reden ungefragt und sind vorlaut. Die

Kinder fallen auf, weil sie sich nur schlecht konzentrieren können und sich häufig ablenken lassen. Durch ihr impulsives Verhalten haben sie häufig Streit mit Mitschülern. Viele geraten in eine Außenseiterrolle; sie gelten als Störenfried, Unruhestifter oder Klassenclown. Im Laufe der Zeit entstehen starke Selbstwertprobleme und Ängste. Oft muss eine Klasse wiederholt werden, oder sie wechseln auf eine Schule für Kinder mit „Verhaltensstörungen" oder „besonderem Erziehungsbedarf".

━ Bei Jugendlichen tritt die körperliche Unruhe in den Hintergrund, und bei manchen vermindern sich auch die Konzentrationsprobleme und die Impulsivität. Bei anderen bleiben die Probleme jedoch bestehen. Bei manchen spitzt sich die Situation sogar noch deutlich zu. Sie schwänzen die Schule, stehlen oder greifen zu Zigaretten, Alkohol bzw. Drogen.

Jugendalter

━ Auch im Erwachsenenalter sind längst nicht alle Probleme aus der Welt geschafft. Während die motorische Unruhe mit fortschreitendem Alter kaum noch eine Rolle spielt, sind die Gefährdungen durch die Aufmerksamkeitsstörung und Impulsivität bei vielen Betroffenen nach wie vor vorhanden. Schwierigkeiten im Beruf, in der Ehe und im Freundeskreis treten überdurchschnittlich häufig auf.

Erwachsenenalter

FÜR DIE ELTERN

»» Die wichtigsten Fragen zum Thema ADHS

Das folgende Kapitel gibt verständliche Antworten auf die wichtigsten Fragen, die betroffene Eltern bewegen.

» Welche Ursachen hat ADHS?

Die Ursachen von ADHS sind nicht bis ins Letzte geklärt. Fest steht aber, dass ADHS keine Folge einer schlechten Erziehung, keine Erfindung der Pharmaindustrie und kein Zeichen unserer hektischen Zeit ist. ADHS ist weder harmlos noch wächst es sich aus.

Veränderte Hirnfunktionen

Der heutigen Vorstellung nach haben die Kinder im Vergleich zu anderen Menschen Besonderheiten in Hirnfunktionen, die in charakteristischer Weise die Aufmerksamkeit, die psychomotorische Steuerung und die Impulsivität betreffen. Ähnlich wie bei Diabetikern, bei denen die Bauchspeicheldrüse zu wenig Insulin produziert, wird vermutet, dass bei Menschen mit ADHS im Gehirn bestimmte Botenstoffe aus dem Gleichgewicht geraten sind. Diese Botenstoffe (z.B. die so genannten Neurotransmitter Dopamin und Noradrenalin) haben die Aufgabe, die Informationen im Gehirn von einer Zelle zur nächsten weiterzugeben.

Veranlagung oft vererbt

Die Veranlagung für eine solche besondere Hirnfunktion ist dem heutigen Wissen nach weitgehend genetisch bedingt, das heißt den betroffenen Kindern von Geburt an mitgegeben. Neben den Erbanlagen werden eine Reihe weiterer Faktoren diskutiert, die möglicherweise ebenfalls zu einer derart veranlagten Hirnfunktion beitragen. Hierzu zählen stärkeres Rauchen und Alkoholkonsum der Mütter während der Schwangerschaft. Bei 1–2 % der Betroffenen spielen möglicherweise Nahrungsmittelunverträglichkeiten eine Rolle. Die Vermutung, dass Phosphate oder Farbstoffe eine wichtige Rolle spielen, hat sich nicht bestätigt.

» Was passiert im Gehirn bei ADHS?

━ Bei Kindern mit ADHS erfolgt die Informationsaufnahme und Informationsverarbeitung im Gehirn immer dann nicht optimal, wenn an die Aufmerksamkeit, die motorische Aktivität und die Impulskontrolle höhere Anforderungen gestellt werden.

› Die Gedanken verlaufen sich

━ Die **Aufmerksamkeitsstörung** lässt sich als „Filterschwäche" des Gehirns deuten. Das heißt, einem Kind mit ADHS gelingt es weniger gut als anderen Kindern, wichtigen Informationen den Vorrang vor unwichtigen Informationen zu geben und sich vor ablenkenden Reizen abzuschirmen.

Während die Informationen im Gehirn eines gesunden Kindes über ausgebaute und ausgeleuchtete Autobah-

Wie kann man das Verhalten bei ADHS verstehen?

Das folgende Beispiel verdeutlicht, wie unterschiedlich ein Kind ohne oder mit ADHS dieselbe Schulsituation erlebt:

Max sitzt an seinem Tisch und löst Rechenaufgaben. Draußen auf der Straße fährt ein LKW, seine Tischnachbarin holt einen Radiergummi aus dem Mäppchen, und die Lehrerin bereitet die nächsten Aufgaben an der Tafel vor. Max bekommt von all dem nicht viel mit, er schaut in sein Heft, denkt nach und erledigt seine Aufgaben.

Peter beginnt ebenfalls zu rechnen. Doch er unterbricht schnell, schaut dem LKW hinterher und schubst anschließend den Stift seiner Nachbarin vom Tisch. Er fragt ungebeten die Lehrerin, was sie an der Tafel schreibt, und malt hinter die Rechenaufgaben ein Dino-Monster. Am Ende der Stunde ist Peter nicht mit den Aufgaben fertig geworden, ein paar Zahlen fehlen, andere sind verdreht geschrieben.

Peter ist nicht weniger klug als Max, aber Peter hat ADHS. Ihm ist es nur sehr schwer möglich, sich ganz konzentriert mit einer Sache zu beschäftigen. Auf ihn strömen die unterschiedlichsten Sinneseindrücke ein, und sein Gehirn ist nicht ausreichend in der Lage, nur die wichtigen Informationen (z.B. den nächsten Rechenschritt) zuzulassen und unwichtige Informationen (das Motorengeräusch des LKWs, die Aktivitäten der Mitschüler usw.) auszublenden.

FÜR DIE ELTERN

nen und ein gut funktionierendes Ampel- und Verkehrsleitsystem zu ihrem Zielort geleitet werden, arbeitet dieses Verkehrsleitsystem bei einem Kind mit ADHS nicht zweckmäßig. Vielmehr werden die Informationen im Gehirn von einem Kind mit ADHS durch unübersichtliche Wegweiser, leuchtende Reklameschilder und allerlei Attraktionen einer großstädtischen Einkaufsstraße vom rechten Weg abgebracht – die Gedanken verlaufen sich, das Kind scheint unterwegs zu vergessen.

› Chaos beim Abspeichern

● Das Gehirn ist nicht so gut wie bei anderen Kindern dazu in der Lage, Informationen zu sortieren und zu ihrem Speicherplatz zu bringen. Die betroffenen Kinder können ihre Aufmerksamkeit dadurch weniger gut bündeln und sich gezielt einer Sache widmen. Auf ihr Gehirn strömen ständig viele Informationen ein, die betroffenen Kinder befinden sich im „Dauerstress".

Zudem ist ihr Arbeitsspeicher im Gehirn zu klein. Treffen zu viele Informationen ein, droht rasch ein „Totalabsturz". Dadurch wirken die Kinder nach außen unkonzentriert, schnell ablenkbar und sie verlieren schnell den Überblick. Ihre Aufmerksamkeit erscheint sprunghaft, was ihnen das Lernen erschwert.

Vor allem komplexe Aufgaben, wie das Schreiben von Aufsätzen und das Lösen von Textaufgaben bereiten ihnen erhebliche Mühe. Besonders gut können sie dagegen Aufgaben bearbeiten, die eine kurze Aufmerksamkeitsspanne benötigen, bei denen die Information klar ist und die kein langes „Vorsortieren" im Arbeitsspeicher erfordern.

› Impulsives Handeln ohne vorheriges Nachdenken

● Da nicht nur Lernprozesse, sondern auch Gefühle und Handlungen durch die Informationsverarbeitung im Gehirn gesteuert werden, wird die **Impulsivität** von Kindern mit ADHS verständlich. Denn vor jeder Reaktion werden neue Gedanken und Gefühle normalerweise zunächst durch reflektiertes Denken geprüft, d.h. sie werden mit früheren Erfahrungen abgeglichen, überprüft, sortiert und anschließend eingeordnet.

All dies gelingt Kindern mit ADHS jedoch weniger gut: Sie handeln, ohne vorher nachzudenken, oder wenn sie etwas denken, so tun sie es auch gleich. Sie sind impulsiv im kritischen Augenblick. Es scheint, als würden sie aus früher gemachten Erfahrungen nicht lernen. Sie tun etwas zum eigenen Nachteil und wider besseres Wissen, weil sie durch die Impulsivität nicht in der Lage sind, gemäß ihrer Einsicht zu handeln.

Vor allem in den für sie schwierigen Situationen können sie nicht gemäß ihrer Erfahrung handeln. Strömen zu viele Reize auf sie ein, wie dies insbesondere in Gruppensituationen der Fall ist, fühlen sie sich überfordert. Dadurch reagieren sie oft extrem, sie fühlen sich rasch provoziert und handeln impulsiv. In einer Gruppe können sie sich nur schlecht integrieren und meist haben sie eine chaotische Arbeits- und Zeitplanung.

> ### Hyperaktivität — Die Bremse fehlt
>
> Die Hyperaktivität lässt sich als unzureichende alters- oder entwicklungsgemäße Fähigkeit verstehen, den Bewegungsdrang zu steuern. Die Bewegungsfreude beherrscht das Kind, nicht das Kind seine Bewegungsfreude. Die Bewegungsfähigkeit ist völlig gesund, aber der motorische Antrieb ist überdreht, sodass es kaum gelingt, Ruhe zu halten, stillzusitzen und die Hände und Beine nicht zu bewegen. Es ist, als fiele eine Bremse aus, das Kind „dreht durch".

» Wie können Eltern ihrem Kind helfen?

━ Beim Auftreten von ADHS stellt sich nicht die Frage, wer Schuld hat, sondern wie Eltern ihr Kind besser verstehen und wie sie ihm helfen können. Anfangs fühlen Sie sich möglicherweise überrollt von einer Flut guter Ratschläge und denken: „Die haben leicht reden, wie sollen wir es schaffen, von heute auf morgen so vieles zu ändern. Das Kind kostet so viel

FÜR DIE ELTERN

Kraft und wir haben ja auch noch andere Dinge um die Ohren." Doch es ist gar nicht nötig, alles auf einmal zu verändern. Kleine Schritte reichen aus, denn jede Veränderung erfordert viel Geduld, Kraft und Mühe.

Entlasten Sie sich Anfangs sind insbesondere alle Überlegungen wichtig, wie Sie sich als Eltern im Alltag entlasten können, um Zeit und Geduld für das Kind zu gewinnen und die erzieherischen Kräfte nicht zu überlasten. Vielleicht fällt Ihnen etwas ein, wie Sie Kräfte sparen können, um sich und das Kind vor überfordernden Situationen zu schützen. Auf mehreren Schultern trägt sich die Last immer leichter. Eventuell hilft es Ihnen, gemeinsam mit Ihrem Partner oder einem anderen Vertrauten über die Probleme des Kindes und mögliche Hilfen zu sprechen.

Holen Sie sich Hilfe Scheuen Sie sich nicht davor, Unterstützung zu suchen. Sie und Ihr Kind haben ein Recht darauf, dass Ärzte, Psychologen und Lehrer Ihnen zur Seite stehen. Am besten holen Sie sich deshalb fachlichen Rat ein und informieren sich über die Störung. Denn wer versteht, was im Gehirn des Kindes anders läuft und warum es sich so oft unruhig, leicht ablenkbar und impulsiv verhält, wird entlastet und darf sich von unangebrachten Schuldgefühlen befreit fühlen. Vielleicht überlegen Sie anschließend in Ruhe, welche Probleme Ihr Kind hat und welche der Anregungen Ihrer Familie und Ihrem Kind möglicherweise eine Hilfestellung geben können. Vermutlich gelingt es Ihnen im Laufe der Zeit dadurch besser, bestimmte Probleme im Vorfeld zu erkennen und ihnen vorzubeugen.

» Wo lauern typische Erziehungsfallen?

Kinder mit ADHS reagieren auf eine „normale" Erziehung nicht wie andere Kinder. Es fällt ihnen schwerer, zu gehorchen und Regeln zu beachten. Dadurch entstehen kritische Momente, und oft eskaliert die Situation. Verständlicherweise weiß man dann oft nicht mehr weiter. Man fühlt sich hilflos und fragt sich, was man denn eigentlich noch tun soll, damit das Kind endlich gehorcht (modifiziert nach Döpfner, Fröhlich, Lehmkuhl 2000, siehe Serviceteil):

━━ Vielleicht kennen Sie eine solche oder eine ähnliche Szene: Das Kind soll sein Zimmer aufräumen, doch es hört nicht. Vielleicht wiederholt man die Aufforderung nach einiger Zeit, und es passiert wieder nichts. Kommt das Kind einer Anweisung auch bei wiederholter Aufforderung nicht nach, wird man vermutlich mit der Zeit immer wütender, die Stimme wird lauter, das Verhalten gereizter. Reagiert das Kind dann immer noch nicht, weiß man nicht weiter. Vielleicht droht man mit einer Strafe: „Wenn du das jetzt nicht sofort tust, wirst du …" Hilft auch dies nicht, gibt man vielleicht nach und entscheidet sich, das Zimmer selbst aufzuräumen oder verschiebt die Aufgabe auf den nächsten Tag. Oder man ist inzwischen sehr wütend, das Kind bekommt eine Ohrfeige, oder man macht seinem ganzen Ärger durch Worte Luft: „Bist du sogar zu faul, dein Zimmer aufzuräumen? Muss ich alles tausend Mal sagen? Immer hat man Ärger mit dir!"

Ein typischer Teufelskreis

━━ Welcher Weg ist der Richtige? Geben Sie als Eltern nach, lernt das Kind, dass es seine Ohren nur lange genug auf Durchzug stellen muss, um seinen Willen durchzusetzen. Ihre Anordnungen und auch die schrecklichen Drohungen verpuffen in der Luft. Dem Kind wurde bestätigt, dass es Sie eigentlich sowieso nicht richtig ernst nehmen muss. Sein Fazit: Im Zweifelsfall muss man nur lange genug warten, und sie regen sich schon wieder ab.

Nachgeben?

━━ Setzen Sie Ihr Ziel mit massivem Druck und durch Androhung von Gewalt durch, macht Ihr Kind ebenfalls keine positiven Erfahrungen. Denn Eltern haben Vorbildcharakter: Verhalten Sie sich selber aggressiv, führen Sie Ihrem Kind das

Oder Druck ausüben?

FÜR DIE ELTERN

Recht des Stärkeren selber vor Augen: Wer größer und stärker ist, kann sich durchsetzen, aggressives Verhalten zahlt sich aus. Vielleicht wird sich das Kind aus Angst beim nächsten Mal vor den Schlägen nicht mehr widersetzen, doch in anderen Situationen, zum Beispiel gegenüber anderen Kindern und außerhalb der Familie, wird es dieses Recht des Stärkeren ebenfalls praktizieren und sich aller Voraussicht nach aggressiv verhalten.

Viel zu oft vergessen: positives Feedback

Aber vielleicht eskaliert die Situation ja auch gar nicht. Vielleicht zeigen die Drohungen ihre Wirkung und das Kind erledigt die gewünschten Aufgaben. Und dann? Man ist froh, dass das eigene Verhalten endlich etwas bewirkt hat, verschnauft einen Moment und wendet sich den liegen gebliebenen Tätigkeiten zu. Das Kind lernt, dass angemessenes Verhalten nicht beachtet wird. Es hat den Anweisungen zwar Folge geleistet, doch kein positives Feedback erhalten.

Kommen Sie als Eltern und Ihre Kinder in einen solchen „Teufelskreis" liegt dies nicht an einer „falschen Erziehung", sondern es handelt sich um einen Teil der Störung. Bemerken Sie einen solchen Teufelskreis, gibt Ihnen dies einen wichtigen Hinweis auf ADHS. Es geht dabei nicht um Schuld, sondern darum zu erkennen, dass Sie in der Erziehung des Kindes einige Besonderheiten beachten sollten.

» Gibt es besondere Erziehungsregeln?

Für die oben beschriebenen Probleme gibt es keinen „Königsweg", keine Lösung, durch die sich alle Schwierigkeiten in Luft auflösen. Kinder mit ADHS benötigen bis zu 18-mal länger, bis sie eine Regel verinnerlicht haben. Daran ändert auch eine pädagogisch noch so wertvolle Erziehung nur wenig. Und dennoch gibt es Hilfen! Die folgenden Grundregeln gehören dazu. Sie haben sich in der Erziehung von Kindern mit ADHS bewährt und helfen Ihnen, Ihr Kind zu unterstützen und zu steuern. Regeln geben uns Eltern eine Orientierung und helfen uns, mit bestimmten Situationen besser umzugehen. Zweckmäßiges erzieherisches Handwerkszeug kann dazu beitragen, Problemen vorzubeugen, die positive Entwicklung des Kindes zu fördern und das gemeinsame Zusammenleben harmonischer zu gestalten.

❯ Nehmen Sie sich Zeit für Ihr Kind

━ Verbringen Sie so viel Zeit mit Ihrem Kind wie möglich und versuchen Sie ganz bewusst, die emotionale Bindung zu stärken: Je intensiver die emotionale Beziehung zu Ihrem Kind ist, desto eher wird es sich von Ihnen lenken lassen. Das ist nicht immer ganz einfach. Die Kinder sind sehr anstrengend, manchmal regelrecht nervtötend und oft „verletzend". Viele Eltern möchten deshalb verständlicherweise manchmal einfach ihre Ruhe haben.

Es bedarf daher eines bewussten Vorsatzes: „Ich will dir zeigen, dass du mir wichtig bist, dass ich zu dir stehe, ich dich mag". Dazu hilft es, gezielt für gemeinsame positive Erfahrungen zu sorgen. Nehmen Sie sich jeden Tag ganz bewusst etwa 20 bis 30 Minuten Zeit, in der sich das Kind aussuchen darf, was es gemeinsam mit Ihnen spielt. Diese halbe Stunde gehört Ihnen und Ihrem Kind; sie sollten möglichst nicht gestört werden.

❯ Ein gutes Vorbild sein

━ Versuchen Sie, mit dem Kind liebevoll, gerecht und soweit möglich konsequent umzugehen. Natürlich ist das ein Grundsatz, den wir als Eltern alle möglichst immer umsetzen wollen und doch spüren wir jeden Tag, dass wir an unsere Grenzen stoßen. Oft ist das Elternsein viel schwieriger, als wir es uns gedacht hätten. Allzu leicht gerät man in eine Überforderung. Doch auch wenn es schwer fällt, Ihrem Kind hilft es, wenn Sie ruhig bleiben. Sie benötigen dafür unendlich viel Geduld und Kraft! Doch vielleicht gelingt es Ihnen, Abwertungen, Verallgemeinerungen, häufiges Schimpfen und Vorwürfe bewusst zu unterdrücken. Bemerkungen wie „Klappt das denn nie?" oder „Immer haben wir Probleme mit dir!" verletzen das Kind und untergraben sein Selbstwertgefühl. Bestimmt gelingt Ihnen dies nicht immer gleich auf Anhieb. Niemand ist perfekt und wird Schimpfen und Vorwürfe immer unterdrücken können.

Wenn in der Wut dann doch ein verletzendes Wort fällt, sprechen Sie über Ihre Gefühle und erklären Sie Ihrem Kind Ihren Ärger: „Ich ärgere mich jetzt wirklich sehr!". Ebenso wichtig ist es, sich für ein unangemessenes Benehmen zu entschuldigen – Eltern haben Vorbildfunktion! Vielleicht schaffen Sie es, ein positives Ziel zu formulieren: „Ich wünsche mir sehr, dass wir dies zukünftig gemeinsam besser schaffen."

Gemeinsam Regeln finden

Am besten Sie überlegen gemeinsam mit Ihren Kindern, welche Regeln in Ihrer Familie eine Rolle spielen. Beschränken Sie sich dabei auf die Dinge, die Ihnen besonders wichtig sind, die sich oft wiederholen und die sich kontrollieren lassen, z.B.:
● kein Kind darf seine Geschwister schlagen,
● beim Mittagessen bleiben alle am Tisch sitzen oder
● spätestens um 20 Uhr wird das Licht ausgemacht.

Durch eine Regel sind wir Eltern gefasster; uns wird klar, was des Öfteren schief läuft, wann eingegriffen werden sollte, aber auch wann gelobt werden darf. Dadurch gelingt es uns oft, vorausschauender und zugleich beherrschter zu reagieren. Besprechen Sie wichtige Regeln mit Ihren Kindern und schreiben sie das Besprochene auf ein großes Blatt, das an einem für alle gut sichtbaren Platz hängt.

❯ Klare Regeln aufstellen

▬ Regeln sind unser erzieherisches Handwerkszeug im Umgang mit den Kindern. Durch das Formulieren von Regeln bekommen Eltern und Kinder eine Hilfestellung, wie man sich verhalten sollte.

Achten Sie konsequent auf die Einhaltung der aufgestellten Grundsätze, dadurch lässt sich vielen Auseinandersetzungen vorbeugen. Ist eine Regel nach einiger Zeit nicht mehr notwendig, weil ein Problem aus der Welt geschaffen wurde, ist dies für Ihre Familie ein Grund zu feiern. Sie haben dies zusammen geschafft: Juhu, dies ist eine Torte wert!

❯ Rituale geben Halt und Orientierung

▬ Einem Kind mit ADHS ist oft einfach nicht so klar wie anderen Kindern, was von ihm erwartet wird. Rituale und ein strukturierter Tagesablauf sind deshalb für die Familien eine wichtige Hilfe. Denn sind Aufgaben und Pflichten vertraut, fällt es dem Kind leichter, sich angemessen zu verhalten. Werden zum Beispiel jeden Tag eine halbe Stunde nach dem Essen die Hausaufgaben erledigt, kann sich das Kind besser darauf einstellen.

In vielen Familien hat sich ein schriftlicher Tages- oder Wochenplan bewährt. Nervenaufreibenden Diskussionen, wie z.B.: „Neulich musste ich aber nicht …" oder „Das haben wir so nicht besprochen …" wird so der Wind aus den Segeln genommen. Durch Regeln, die zur Gewohnheit werden, lässt sich vorausplanen, Problemen vorbeugen und Eskalationen werden verhindert.

❯ Geben Sie eindeutige Anweisungen

▬ Viele Probleme entstehen, weil die Botschaft, die wir als Eltern geben, von dem Kind nicht richtig verstanden wird. Rufen wir dem Kind von der Küche aus zu: „Bitte, räum' jetzt

FÜR DIE ELTERN

dein Zimmer auf", wird es dies möglicherweise nicht ernst nehmen. Wir Eltern sollten uns deshalb immer bemühen, eindeutig zu sein, wenn wir das Kind zu etwas auffordern.

Durch ein paar Tipps kommen unsere „Botschaften" sehr viel unmissverständlicher bei dem Kind an: Wenden Sie sich Ihrem Kind zu, schauen ihm direkt in die Augen, fassen es eventuell leicht am Arm und geben Ihre Anweisung in kurzen, einfachen Sätzen. Der Ton sollte dabei möglichst fest und freundlich sein.

› Bleiben Sie konsequent

● Eine Regel aufstellen bedeutet, mit dem Kind zu vereinbaren, dass es sowohl eine positive Konsequenz hat, wenn es die Regel einhält als auch, dass es eine negative Konsequenz hat, wenn es die Regel nicht einhält. Beachtet das Kind eine Regel, sollte sofort konsequent gelobt werden. Ein sanftes Lächeln, ein Über-den-Kopf-Streicheln oder ein Zeichen mit dem erhobenen Daumen signalisieren: „Gut gemacht, weiter so!".

Über Kleinigkeiten, die nicht so laufen, wie Sie es sich wünschen, sollten Sie möglichst hinwegsehen. Ansonsten wird das „Familienklima" rasch vergiftet und im Alltag des Kindes dreht es sich viel zu oft um „Meckereien". Haben Sie Kritik anzubringen, hilft es Ihnen und dem Kind, wenn Sie immer zunächst das Positive und dann erst das Negative benennen.

› Ruhig und gelassen bleiben

● Spricht das Kind Beleidigungen aus oder verweigert es sich, sollten Sie dies nicht persönlich nehmen. Natürlich gerät man immer wieder selbst an seine eigenen Grenzen der Belastbarkeit – man ist ja auch nur ein Mensch. Doch je heftiger die „erzieherische Reaktion", desto angespannter wird das Kind und desto größer ist das Risiko von einem „Totalabsturz". Seien Sie sehr stolz, wenn es Ihnen auch in einer solchen Situation gelingt, Ruhe und Gelassenheit zu bewahren.

Wie soll man bei Regelverstößen reagieren?

Wird eine Regel von dem Kind nicht beachtet, darf man dies möglichst nicht außer Acht lassen. Idealerweise sollten wir Eltern in einer solchen Situation ruhig und gelassen bleiben, jedoch sofort eingreifen.

Die Regel hilft uns Eltern, gerade wenn wir uns ärgern, konsequent zu sein, ohne impulsiv zu reagieren und uns nicht zu spontanen, schweren Strafen hinreißen zu lassen.

Stört das Kind zum Beispiel beim Essen, weil es mit einem Spielzeug herumfuchtelt, legen Sie den Gegenstand wortlos zur Seite. Tobt es, weil es seinen Willen nicht bekommt, hilft ein „Time-out", es bleibt alleine in seinem Zimmer, bis es sich beruhigt hat. Räumt das Kind sein Zimmer nicht auf, kommt alles, was auf dem Boden liegt, in einen Sack und für eine vereinbarte (nicht zu lange) Weile in den Keller.

Gesten sind in einer solchen Situation meist sinnvoller als viele Worte, denn Kinder lernen mehr aus Handlungen als aus Erklärungen.

Nach einer Auseinandersetzung sollten Sie zum normalen Tagesablauf übergehen und erst zeitlich versetzt mit dem Kind besprechen, was schief gelaufen ist bzw. besser sein könnte.

Vielleicht hilft es, sich zu sagen: „Bestimmt würde mein Kind selbst lieber beherrscht sein und meint es nicht so."

Negative Konsequenzen sollten vorher in einer ruhigen Minute gemeinsam mit dem Kind abgesprochen werden, sodass Ihr Verhalten für das Kind nachvollziehbar ist. Manchmal hilft es auch, typische Probleme weniger ernst zu nehmen und das Ganze von der humorvollen Seite zu nehmen, ohne dabei die aufgestellten Regeln und Sanktionen in Frage zu stellen. Ein Lachen über die Situation, über sich selbst und das Kind nimmt vielen Situationen die Schärfe.

FÜR DIE ELTERN

› Gewünschtes Verhalten gezielt verstärken

Kinder mit ADHS hören oft Kritik und erhalten negative Bewertungen. Doch sie sehnen sich nach Anerkennung! Jedes Kind hat seine Stärken oder verhält sich in bestimmten Situationen richtig. Nur scheint dies beim Kind mit ADHS verschüttet. Wenn es sich dann angemessen verhält, beachtet man es vielleicht nicht genug, zum Beispiel weil es selbstverständlich erscheint und man froh ist, diesen Moment zu eigener Erholung zu nutzen.

Positives sehen

Deshalb hilft es, sich bewusst vorzunehmen, positive Dinge besonders zu beachten. Befolgt das Kind eine Anweisung oder verhält es sich richtig, sollten Sie dies sofort positiv hervorheben. Dies ist ein wichtiger Weg, um dem Kind Zuversicht zu vermitteln und das gewünschte Verhalten zu verstärken. Nichts ist so motivierend wie der eigene Erfolg. Probieren Sie es doch einmal aus: Wenn man sich fest vornimmt, vor allem das zur Sprache zu bringen, womit das Kind uns freut, gelingt es leichter, ihm die nötige Anerkennung zu geben. Dies ist auch dann wichtig, wenn es sich um Dinge handelt, die für viele Kinder eine Selbstverständlichkeit sind.

Das Bemühen zählt

Was zählt ist nicht unbedingt das Ergebnis, sondern manchmal auch das Bemühen des Kindes für alles, was ihm persönlich schwer fällt. Beginnt das Kind nach der ersten Aufforderung, sein Zimmer aufzuräumen, während es seine Ohren sonst auf Durchzug stellt, sollten Sie ihm unmittelbar zeigen, dass Sie dies gut finden. Ein kurzes „prima" oder „gut gemacht" oder ein „Augenzwinkern" reichen aus, um dem Kind ein positives Signal zu geben. Wird es erst am Abend für den Tag gelobt oder ihm bei längerfristigem gutem Verhalten eine größere Belohnung wie ein Fahrrad in Aussicht gestellt, ist dies viel zu weit weg und in der akuten Situation kein ausreichender Anreiz (siehe Belohnungsplan, Seite 90).

Zehn goldene Grundregeln

Unser Kind braucht:

1. **Zeit füreinander.** Versuchen Sie, sich im Alltag zu entlasten, um im Umgang mit dem Kind Zeit und Geduld aufbringen zu können.

2. **Liebe und Zuversicht.** Versuchen Sie jeden Tag aufs Neue, die positive Beziehung zu Ihrem Kind zu stärken.

3. **Gutes Vorbild.** Der Umgang mit dem Kind sollte möglichst liebevoll, gerecht und geduldig sein.

4. **Klare Regeln.** Die Regeln sollten allen Familienmitgliedern bekannt sein. Bei Einhaltung sollte ein Lob, bei Missachtung eine negative Konsequenz folgen.

5. **Rituale und feste Gewohnheiten.** Ein strukturierter Tagesablauf gibt Halt und Orientierung.

6. **Eindeutige Anweisungen.** Sprechen Sie das Kind mit seinem Namen an, schauen es direkt an, fassen es leicht am Arm und sagen Ihr Anliegen mit fester Stimme und in einem einfachen Satz.

7. **Konsequenz.** Übertritt das Kind eine Regel, sollten Sie eingreifen und für die vereinbarte Konsequenz sorgen; hält es sich an die Regel, darf die vereinbarte Anerkennung nicht ausbleiben.

8. **Ruhe und Gelassenheit.** Regeln helfen uns, besonnen und mit Ruhe zu handeln.

9. **Lob und Anerkennung.** Gibt sich das Kind Mühe, sollten Sie es dafür immer umgehend loben.

10. **An sich selbst denken.** Nur wer sich und dem Partner ab und zu eine Auszeit gönnt, ist dem kräftezehrenden Alltag gewachsen.

(modifiziert und ergänzt nach Döpfner, Fröhlich, Lehmkuhl 2000, siehe Serviceteil)

FÜR DIE ELTERN

› **Denken Sie auch an sich selbst**

➖ Die Erziehung eines ADHS-Kindes ist eine kräftezehrende Aufgabe; täglich gibt es neue Herausforderungen. Gönnen Sie sich deshalb zwischendurch immer wieder kleine Pausen zum Kraft schöpfen und Auftanken. Durch die täglichen Auseinandersetzungen in der Familie wird auch die Partnerschaft auf eine besondere Probe gestellt.

Die Probleme mit den Kindern außen vor zu lassen, sich Zeit für sich selbst und auch als Paar zu nehmen, tut deshalb besonders gut. Wer sich und dem Partner ab und zu eine Auszeit gönnt, ist dem Alltag anschließend wieder besser gewachsen. Streit wegen der Erziehungsprobleme ist kein Beweis einer „schlechten Ehe", sondern ein Signal, dass eine Regel gefunden werden muss oder dass Entlastung Not tut.

Viele Eltern haben Schuldgefühle gegenüber dem „Problem-Kind", gegenüber den Geschwistern und auch gegenüber dem Partner, die verständlicherweise oft zu kurz kommen. Doch ADHS ist eine Erkrankung, an der keiner Schuld hat. Versuchen Sie, das Positive zu sehen und sich vor Augen zu führen, was alles gut klappt. Besinnen Sie sich darauf, was Sie Ihrem Kind Gutes tun können, was der Partner dem Kind gibt und auch was ein Kind mit ADHS uns Eltern und den Geschwistern Gutes tut.

» **Wie funktioniert ein Belohnungsplan?**

➖ Von einem Kind mit ADHS darf man nicht zu viel auf einmal erwarten. Und es ist auch gar nicht nötig, alles auf einmal ändern zu wollen. Am besten ist eine Politik der kleinen Schritte. Besonders bewährt hat sich ein Belohnungsplan bzw. bei kleineren Kindern eine Belohnungsschlange (siehe Seite 89/90). Damit können Sie die Verhaltensweisen, die Ihr Kind lernen soll, verstärken. Sie führen ihm bildlich vor Au-

Belohnungsplan für Morgenmuffel

Manche Kinder mit ADHS stehen früher auf als alle anderen Familienmitglieder und sind sofort hellwach und aktiv. Doch andere trödeln beim Anziehen, Waschen und Frühstücken, machen im Badezimmer Blödsinn und schaffen es kaum, zur rechten Zeit für die Schule fertig zu sein. Jeden Morgen spielt sich das gleiche Drama ab, der Zeitdruck wird größer, alle werden immer hektischer und genervter und die Stimmen lauter. Dennoch gelingt es kaum, die notwendigen Abläufe zu beschleunigen. Aber was tun?

Besprechen Sie in einer ruhigen Stunde mit dem Kind, welche Aufgaben es morgens zu erledigen hat. Gehen Sie dabei möglichst detailliert vor und schreiben Sie sämtliche Punkte auf einen Zettel. Das Kind muss wissen, was es in welcher Reihenfolge zu tun hat und wie lange dies dauern darf bzw. um wie viel Uhr das Anziehen, Frühstücken und Zähneputzen erledigt sein muss. Machen Sie ihm deutlich, wie wichtig es ist, dass es sich an diesen Ablauf hält. Vereinbaren Sie eine bestimmte Punktezahl für jeden Morgen, an dem es pünktlich fertig ist.

Verläuft der Morgen gut, loben Sie Ihr Kind und es darf sich Punkte auf dem Belohnungsplan eintragen. Klappt es nicht, wecken Sie es am nächsten morgen 5 Minuten früher, gegebenenfalls muss es auch 5 Minuten früher ins Bett. Die erarbeiteten Punkte darf es gegen Sonderbelohnungen eintauschen, z.B. samstags länger aufbleiben oder mit Papa Fußball spielen.

gen, dass es sich lohnt, sich angemessen zu verhalten und machen ihm sichtbar, was es schon geleistet hat.

▬ Am besten suchen Sie sich eine konkrete Verhaltensweise aus und formulieren daraus ein für das Kind positives Ziel, zum Beispiel: „Wir wünschen uns, dass du dir vor dem Essen die Hände wäschst." Diese Verhaltensweise sollte vom

Positives Ziel formulieren

Kind umsetzbar sein und es nicht überfordern. Begrenzen Sie sich auf maximal drei Verhaltensweisen und tragen Sie diese gemeinsam mit Ihrem Kind in den Plan ein. Legen Sie anschließend gemeinsam fest, welche Belohnung das Kind erhält, wenn es sich wie gewünscht verhält. Eine Belohnung gibt dem Kind einen Ansporn, seine Einstellung zu ändern.

Attraktive Belohnungen ➖ Die Belohnung muss sich keinesfalls auf materielle Dinge beziehen. Gut geeignet sind zum Beispiel ein Kinobesuch, eine gemeinsame Radtour oder eine gemeinsame Fahrt zur Eisdiele. Die Belohnungen müssen für das Kind attraktiv sein; das Kind sollte die Belohnungen deshalb gemeinsam mit den Eltern aussuchen. Bewährt haben sich auch Belohnungen, die das Kind nach und nach erhält, zum Beispiel Legosteine für eine Raumstation oder eine Ritterburg.

Punkte sammeln ➖ Wenn das Kind das gewünschte Verhalten gezeigt hat, tragen Sie es gemeinsam mit dem Kind in den Plan ein. Dazu können Sie ein Symbol verwenden (z.B. ein lachendes Gesicht) oder in einem Spielwarengeschäft einen Stempel mit einem attraktiven Motiv kaufen. Platzieren Sie den Plan gut sichtbar, damit das Kind kontrollieren kann, wie viele Punkte es bereits gesammelt hat. Bei entsprechender Punktzahl sollte die Belohnung möglichst rasch eingelöst werden. Einmal gewonnene Punkte werden nicht wieder entzogen.

» Wann mit einem Arzt sprechen?

➖ Bemerken Eltern Verhaltensauffälligkeiten bei ihrem Kind, sollten sie sich nicht scheuen, frühzeitig darüber mit dem Kinderarzt, Hausarzt oder einem Kinder- und Jugendpsychiater zu sprechen. Viele Eltern haben ähnliche Probleme mit ihren Kindern und es ist die Aufgabe des Arztes, ihnen auch in solchen Fragen zur Seite zu stehen.

━ Ob die Probleme des Kindes in Zusammenhang mit ADHS stehen, lässt sich nur durch eine zeitaufwendige Diagnose klären. In der Regel sind mehrere Termine mit einer Dauer von insgesamt fünf bis zehn Stunden erforderlich. Eine solche Untersuchung sollte nur durch einen in diesem Bereich erfahrenen Arzt erfolgen; sprechen Sie deshalb gegebenenfalls mit Ihrem Kinderarzt über eine Überweisung zu einem Facharzt für Kinder- und Jugendpsychiatrie und Psychotherapie! Der Arzt wird die Vorgeschichte des Kindes und der Familie erfragen und meist mithilfe von Fragebögen nach Stärken und Auffälligkeiten des Kindes in den unterschiedlichen Lebensbereichen suchen.

Die Diagnose braucht Zeit

━ Um körperliche Krankheiten auszuschließen, wird das Kind gründlich körperlich und neurologisch untersucht. Anschließend wird es ausführlich psychologisch getestet; neben der Konzentrationsfähigkeit und der Aufmerksamkeit wird die Intelligenz des Kindes ermittelt und geprüft, ob sich Hinweise auf eine Rechenschwäche oder Lese-Rechtschreibschwäche ergeben. Vermutet der Arzt eine Begleiterkrankung, können weitere Untersuchungen durchgeführt werden.
Wenn man sich für eine medikamentöse Behandlung entscheidet, können zuvor ein EKG (Elektrokardiogramm), ein EEG (Elektroenzephalogramm) und verschiedene Laboruntersuchungen (Blutbild, Differenzialblutbild, Leberwerte, Schilddrüsenwerte, Kreatinin) erfolgen, und es werden die Körpergröße sowie das -gewicht ermittelt.

Diese Untersuchungen sind nötig

━ Am besten sagen Sie Ihrem Kind wahrheitsgemäß, warum Sie zusammen einen Arzt aufsuchen. Dabei hat es sich bewährt, in der Wir-Form zu sprechen, z.B. so: „Du weißt ja, dass du in der Schule Probleme hast und dich oft rasch ablenken lässt. Wir möchten gerne einmal nachgucken lassen, warum das so ist. Vielleicht kann uns der Arzt helfen, damit wir in Zukunft besser miteinander klarkommen." Damit sich

Wie bereite ich mein Kind vor?

FÜR DIE ELTERN

FÜR DIE ELTERN

das Kind nicht überrumpelt fühlt, sollte es wissen, dass es in der Arztpraxis viele Fragen beantworten, schreiben, malen und spielen muss.

» Wie finde ich die richtige Behandlung?

● Kinder mit ADHS sollten möglichst frühzeitig, sobald nach einer ausführlichen Untersuchung die Diagnose getroffen ist, behandelt werden. Je später die Therapie begonnen wird, desto länger dauert es, bis sich eingefahrene Verhaltensweisen verändern. Die Kosten für die Diagnostik und Therapie werden von der Krankenkasse übernommen.

Die Behandlung von Kindern mit ADHS erfolgt multimodal, das heißt es können verschiedene Therapie-Bausteine eingesetzt werden. Der Arzt entscheidet in Absprache mit den Eltern, welche Maßnahmen für das einzelne Kind richtig sind. Neben einer Eltern- und Lehrerberatung können je nach den Problemen des einzelnen Kindes und den Bedürfnissen der Familie ganz unterschiedliche Therapieelemente verwendet werden. Während das eine Kind vor allem unter der verminderten Aufmerksamkeit in der Schule leidet, ist bei anderen vor allem das Verhalten in der Gruppe oder die Situation in der Familie problematisch. Jede Maßnahme muss genau dort ansetzen, wo die Probleme auftreten. Durch therapeutische Maßnahmen in der Familie bessern sich nicht automatisch die Probleme im Kindergarten oder in der Schule.

Für den Erfolg der Behandlung ist es sehr wichtig, dass alle Beteiligten möglichst eng zusammenarbeiten. Der Arzt, die Eltern und auch die Erzieherin bzw. die Lehrer sowie weitere Bezugspersonen (z.B. aus dem Freizeitbereich) sollten sich offen austauschen und darüber einig sein, wie man dem Kind Grenzen setzt bzw. auf welchem Weg man positives Verhalten verstärkt.

» Welche Therapiemöglichkeiten gibt es?

━ Eine ausführliche Beratung der Eltern und der Lehrer bzw. der Erzieherinnen ist immer erforderlich. Wer gründlich über die Erkrankung aufgeklärt ist, versteht, warum das Kind bestimmte Probleme hat und weiß, durch welche erzieherischen Maßnahmen man das Verhalten des Kindes positiv beeinflussen kann. Ab dem Schulalter macht es Sinn, auch die Kinder selber in angemessenen Worten über ihre Besonderheiten aufzuklären.

Eltern- und Lehrerberatung

━ Gelingt es nicht, die Erziehung umzustellen und dadurch den Familienalltag zu entlasten, muss man sich frühzeitig Hilfe holen! Erziehungsprogramme wie Triple P (Positive Parenting Program, positives Erziehungsprogramm für Eltern) können eine Hilfe sein, sind aber nicht spezifisch auf die Bedürfnisse von Kindern mit ADHS zugeschnitten.

Elterntraining

Erkundigen Sie sich bei dem Kinder- und Jugendarzt, einem Kinder- und Jugendpsychiater, dem Jugendamt, einer Erziehungsberatungsstelle oder auch bei einer Elternselbsthilfegruppe nach einem speziellen Training für Eltern von Kindern mit ADHS. Spezifisch ist zum Beispiel das Programm THOP (Therapieprogramm für Kinder mit hyperkinetischem und oppositionellem Problemverhalten), das für das Grundschulalter ausgelegt ist. Ein solches Seminar wird gemeinsam mit einem Psychotherapeuten durchgeführt. Dort werden die Eltern ausführlich über die Symptome und den neurobiologischen Hintergrund des Störungsbilds aufgeklärt, sodass sie in der Lage sind, ihr Kind besser zu verstehen. Neben Tipps zur Kommunikation mit dem Kind lernen sie dort Regeln zum Umgang in der Familie und trainieren wirksame Techniken, um das Verhalten des Kindes besser zu steuern.

━ Eine Psychotherapie kann einzeln oder in der Gruppe durchgeführt werden und entweder nur das Kind oder die

Psychotherapie

FÜR DIE ELTERN

FÜR DIE ELTERN

ganze Familie einbeziehen. Eine Gruppentherapie kommt vor allem in Frage, wenn soziale Probleme im Vordergrund stehen. Bei familientherapeutischen Verfahren lernen die Eltern, ihre familiäre Situation zu verstehen und sie erarbeiten Ideen, sich zu entlasten, ihr Kind zu stärken und positiv zu beeinflussen.

Soziales Kompetenztraining

● Bei diesem Training üben die Kinder, Situationen in der Gruppe richtig einzuschätzen und sich angemessener zu verhalten. Einige Kinder wissen nicht, wie sie Kontakt zu anderen Kindern aufnehmen oder Konflikte lösen sollen. Die Kinder erproben in Rollenspielen verschiedene Verhaltensweisen und lernen, die Folgen ihrer Handlungen besser abzuschätzen.

Aufmerksamkeitstraining

● Das Training soll dazu beitragen, dass die Kinder ihre Aufmerksamkeit über einen längeren Zeitraum bzw. auch bei Aufgaben mit einem steigenden Schwierigkeitsgrad aufrechterhalten.

Selbstinstruktionstraining

● Kinder mit ADHS können auch selber eine ganze Menge tun, um ihr Verhalten besser zu steuern. Ab dem Schulalter sind Kinder in der Lage, sich durch das innere Sprechen zu managen. Durch Merksätze wie „Ich konzentriere mich jetzt", „Stopp, erst denken, dann handeln" lernen die Kinder, sich eigenständig zu lenken.

Medikamentöse Therapie

● Eine medikamentöse Behandlung mit Stimulanzien ist bei ADHS die rascheste und wirksamste Maßnahme, um die Kernsymptome „Hyperaktivität", „Aufmerksamkeitsstörung" und „Impulsivität" zu mindern. Bei vielen Kindern bildet die Einnahme der Medikamente die wichtigste Hilfe. Bei anderen Kindern ist sie eine wichtige Ergänzung bzw. die Voraussetzung für den Erfolg anderer Therapieverfahren. Die Wirkung hält allerdings nur so lange an, wie das Medikament eingenommen wird.

FÜR DIE ELTERN

━ Bei Kindern im Kindergartenalter kann es sinnvoll sein, das intensive und ausdauernde Spiel der Kinder durch eine Therapie gezielt zu fördern. Eltern können diese Maßnahmen später in der Familie fortsetzen. Eine „non-direktive" Spieltherapie ist allerdings nicht zu empfehlen; die Spieltherapie muss vielmehr Strukturen, Materialien und Regeln vorgeben, also direktiv sein.

Spieltherapie

━ Bei manchen Kindern mit ADHS ist die Feinmotorik oder die visuelle Wahrnehmungsfähigkeit nicht altersgerecht entwickelt. Durch eine Ergotherapie können diese Fähigkeiten gezielt trainiert werden. Die Ergotherapie ist jedoch nicht geeignet, die Symptome Hyperaktivität, Impulsivität und Aufmerksamkeitsstörung bei Kindern mit ADHS zu verbessern. Es gibt keinen Nachweis, dass diese Kernsymptome durch Ergotherapie im Alltag gemindert werden.

Ergotherapie

» Gibt es sonstige Hilfen für Eltern und Kind?

━ Für viele Eltern ist es eine Hilfe, sich in einer Selbsthilfegruppe mit Menschen auszutauschen, denen es ähnlich geht. Dort können Sie über die Probleme des Kindes sprechen, ohne vorwurfsvolle oder verständnislose Blicke zu ernten, und es tut gut zu hören, dass es viele Familien mit ähnlichen Schwierigkeiten gibt. Mittlerweile gibt es bundesweit ADHS-Selbsthilfegruppen. Im Serviceteil finden Sie die Anschrift der Dachorganisation, dort können Sie sich nach einer Selbsthilfegruppe in Ihrer Nähe erkundigen.

Was bringen alternative Therapieansätze?

Für Kinder mit ADHS gibt es eine Vielzahl von alternativen Behandlungsangeboten. Dazu gehören eine Prismenbrille, die Kinesiologie, die Atlastherapie, die Klangtherapie, Bachblüten, eine phosphatfreie sowie eine zuckerfreie Diät. Natürlich erscheint es verlockend, den Kindern durch so einfache Maßnahmen wie eine Diät oder eine Brille zu helfen und die Probleme aus der Welt zu schaffen. Doch für keine dieser Methoden wurde eine Wirksamkeit bei ADHS nachgewiesen.

FÜR DIE ELTERN

» Wann sollten Medikamente eingesetzt werden?

Können die Verhaltensauffälligkeiten des Kindes durch eine ausführliche Beratung der Eltern, eine Verhaltenstherapie oder andere Therapieansätze nicht ausreichend gelindert werden, sollte eine Behandlung mit einem Medikament erwogen werden. Ist die Entwicklung des Kindes durch die Aufmerksamkeitsstörung stark gefährdet, d.h. droht zum Beispiel ein Schulausschluss, können Medikamente eingesetzt werden, bevor andere Therapien erprobt wurden. Kinder im Vorschulalter sollten möglichst nicht medikamentös behandelt werden. Eine Ausnahme besteht, wenn andere Therapien keinen Erfolg bringen und die soziale Integration des Kindes stark gefährdet ist.

› Behandlung mit Stimulanzien

Das bei Kindern mit einer Aufmerksamkeitsstörung am häufigsten verordnete Medikament ist Methylphenidat. Seit 60 Jahren werden Kinder mit ADHS mit Stimulanzien behandelt. Methylphenidat wird unter dem Handelsnamen Ritalin, Medikinet oder Equasym und als langzeitig wirksame Form (Retardform) unter dem Namen Concerta, Medikinet retard oder Ritalin LA vertrieben. Das Medikament gehört zu der Gruppe der Stimulanzien. Hierbei handelt es sich nicht um dämpfende, sondern im Gegenteil um anregende (stimulierende) Präparate.

Methylphenidat hilft den Kindern, ihre Aufmerksamkeit und ihre Selbstbeherrschung besser zu steuern. Sie werden ruhiger, können sich besser konzentrieren und lassen sich nicht so schnell ablenken. Oft bessert sich auch das Sozialverhalten; die Kinder sind emotional ausgeglichener und es fällt ihnen leichter, sich in eine Gruppe zu integrieren. Auch das Lernverhalten wird positiv beeinflusst. Sie machen weniger Flüchtigkeitsfehler, die Handschrift wird gleichmäßiger und oft verbessern sich die Schulnoten. Die Wirksamkeit von Methylphenidat ist durchschnittlich bei acht von zehn Kindern gut.

Ob das Medikament auch bei Ihrem Kind wirksam ist, muss in Zusammenarbeit mit dem behandelnden Arzt, dem Lehrer und den anderen Bezugspersonen regelmäßig überprüft werden. Stellt sich nach vier bis acht Wochen heraus, dass Methylphenidat unwirksam ist, sollte auf ein anderes Medikament, zum Beispiel Amphetamin gewechselt werden. In seltenen Fällen werden auch Medikamente eingesetzt, die eigentlich zur Behandlung einer Depression entwickelt wurden.

» Wie wurde die Wirksamkeit von Methylphenidat geprüft?

━ Die Wirksamkeit von Methylphenidat in der Behandlung von ADHS ist durch zahlreiche Studien belegt. Eine sehr wichtige Studie ist die MTA-Studie. In dieser Studie wurden 579 Kinder mit ADHS über 14 Monate mit vier unterschiedlichen Therapieformen behandelt. Die eine Gruppe erhielt eine sehr aufwendige Verhaltenstherapie, das heißt die Eltern und Lehrer wurden ausführlich beraten und es erfolgten sowohl in der Schule als auch zu Hause ganz spezifische auf ADHS zugeschnittene Maßnahmen (z.B. Belohnung bei erwünschtem Verhalten, Training des Sozialverhaltens usw.). Die zweite Gruppe wurde mit Medikamenten behandelt (vor allem Methylphenidat) und die dritte Gruppe erhielt beides — sowohl die medikamentöse Behandlung als auch die Verhaltenstherapie. Bei der vierten Gruppe handelt es sich um eine Kontrollgruppe, das heißt Kinder mit ADHS, die eine „gewöhnliche" Behandlung vor Ort erhielten.

Nach 14 Monaten wurde überprüft, inwieweit sich das Verhalten der Kinder verändert hatte. Dabei zeigte sich, dass die

FÜR DIE ELTERN

Welche Dosis ist richtig?

Die Wirkung von Methylphenidat setzt in der schnell wirksamen Darreichungsform innerhalb einer halben Stunde ein und dauert etwa drei bis vier Stunden an.

Morgens: In der Regel wird die erste Tablette direkt vor oder zu dem Frühstück eingenommen, sodass die Wirkung zu Beginn des Unterrichts einsetzt. Dauert der Schulweg länger als 30 Minuten, sollte das Medikament nach dem Frühstück eingenommen werden.

Mittags: Wenn die Wirkung der morgens eingenommenen Tabletten nicht bis in die fünfte oder sechste Stunde anhält, kann es sinnvoll sein, dass das Kind gegen 11 Uhr (in der großen Schulpause) eine weitere Tablette einnimmt. Ansonsten erfolgt die zweite Dosis nach dem Mittagessen. Dadurch wirkt das Medikament in der Zeit, in der das Kind seine Hausaufgaben erledigt und seinen Freizeitaktivitäten nachgeht.

Nachmittags: Damit das Einschlafen des Kindes durch den Wirkstoff nicht beeinträchtigt wird, sollte die letzte Tablette spätestens vier bis fünf Stunden vor der üblichen Zubettgehzeit eingenommen werden.

Gerade zu Beginn muss sorgfältig herausgefunden werden, welche Dosis das einzelne Kind benötigt. Meist wird die Dosis anfangs langsam gesteigert bis man eine ausreichende Wirkung erzielt, ohne Nebenwirkungen zu verursachen.

Langzeit-Präparate: Seit einiger Zeit gibt es Methylphenidat auch als so genanntes Retardpräparat (Handelsnamen: Concerta, Medikinet retard oder Ritalin LA). Diese Tabletten sind besonders lang wirksam. Das Methylphenidat wird nach und nach über den Tag verteilt freigesetzt. Dadurch hält die Wirkung acht bis 14 Stunden an und die Tabletten müssen nur einmal pro Tag zum Frühstück eingenommen werden.

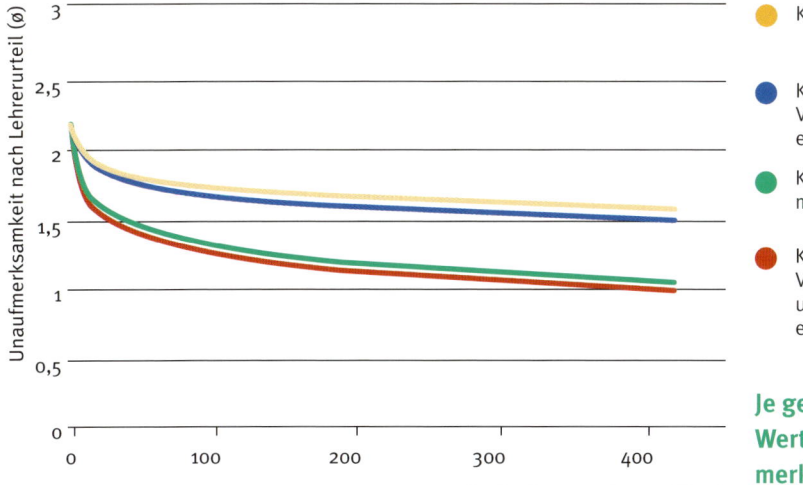

Kontrollgruppe

Kinder, die eine Verhaltenstherapie erhielten

Kinder, die Medikamente erhielten

Kinder, die eine Verhaltenstherapie und Medikamente erhielten

Je geringer der Wert, desto aufmerksamer die Kinder

FÜR DIE ELTERN

Hyperaktivität, die Aufmerksamkeitsstörung und die Impulsivität bei den mit Methylphenidat behandelten Kindern am stärksten gebessert waren. Eine kombinierte Behandlung (Medikament plus Verhaltenstherapie) war nur dann erfolgreicher, wenn die Kinder mit ADHS zusätzlich weitere psychische Störungen (z.B. eine Angststörung) oder ein sehr problematisches Sozialverhalten hatten.

» Welche Nebenwirkungen kann Methylphenidat verursachen?

▬ Methylphenidat wird von den meisten Kindern gut vertragen. Es sind keine gefährlichen Nebenwirkungen bekannt. Zu den häufigsten unerwünschten Wirkungen zählen ein verminderter Appetit, leichte Übelkeit, Bauchschmerzen, eine erhöhte Herzschlagfrequenz und ein Blutdruckanstieg. Meist sind diese Beschwerden vorübergehend und treten ausschließlich zu Beginn der Behandlung auf.

Wird das Medikament am späten Nachmittag eingenommen, schlafen manche Kinder nicht so gut ein. Bei nachlassender Wirkung des Medikaments, d.h. am frühen Abend, sind die Unruhe und die Impulsivität bei einigen Kindern gelegentlich besonders stark ausgeprägt. Die Dosis hängt ab vom Alter und vom Körpergewicht des Kindes.

In einzelnen Fällen können so genannte Tic-Symptome (1 bis 2%) auftreten bzw. verstärkt werden. In einem solchen Fall sollte das weitere Vorgehen mit dem Facharzt beraten werden. Kommt ein Absetzen des Medikaments nicht in Frage und halten die Tics beeinträchtigend an (was meist nicht der Fall ist), können zusätzliche Arzneimittel zur Ticbehandlung eingenommen werden.

Nebenwirkungen wie allergische Reaktionen, Blutbildveränderungen oder Leberfunktionsstörungen treten nur in sehr seltenen Fällen auf und werden bei regelmäßigen ärztlichen Kontrolluntersuchungen frühzeitig erkannt.

» Welche Risiken birgt die längerfristige Einnahme von Methylphenidat?

Abhängigkeit? Viele Eltern befürchten, dass das Kind möglicherweise von den Tabletten abhängig wird. Da die Kinder frühzeitig die Erfahrung machen, dass ein Problem durch Medikamente gelöst oder gebessert wird, seien sie möglicherweise auch später eher bereit, bei bestimmten Problemen zu Drogen oder zu Medikamenten zu greifen.

Doch bei sachgemäßer Anwendung lässt sich ausschließen, dass Methylphenidat körperlich oder psychisch abhängig macht. Neuen Studiendaten zufolge scheint sogar das Gegenteil der Fall zu sein. Menschen mit ADHS, die mit Methylphenidat behandelt werden, scheinen seltener bzw. später zu Tabak oder Alkohol zu greifen als unbehandelte Kinder mit ADHS. Um eine missbräuchliche Anwendung, z.B. eine Injektion in die Blutbahn durch Drogenkranke, zu verhindern, wird Methylphenidat grundsätzlich per BTM-Rezept (Betäubungsmittelgesetz) verordnet.

━ Stimulanzien werden seit mittlerweile 60 Jahren in der Behandlung von Kindern und Jugendlichen mit ADHS eingesetzt. Bislang ist kein Fall bekannt geworden, bei dem ein Parkinson-Syndrom durch Methylphenidat verursacht wurde. Auch Tierexperimente geben bislang keinen Anhaltspunkt dafür, dass eine Warnung vor einem Parkinson-Syndrom gerechtfertigt ist.

Parkinson-Krankheit?

━ Bei einem geringen Teil der Kinder, die mit Methylphenidat behandelt werden, verlangsamt sich das Wachstum geringfügig. Allerdings holen die Kinder im Laufe der Zeit auf, sodass letztlich alle Kinder die erwartete Größe erreichen. Dennoch sollte man die Wachstumsgeschwindigkeit bei Kindern, die bereits vor Beginn der Behandlung kleinwüchsig sind, im Auge behalten.

Wachstum?

» Reicht es nicht aus, wenn das Medikament während der Schulzeit wirkt?

━ Das Medikament erleichtert dem Kind das Lernen und hilft ihm, mit seinen Mitmenschen besser klarzukommen. Dies ist nicht nur in der Schule, sondern auch in der Familie und in der Freizeit wichtig. Je nachdem wie stark die Verhaltensprobleme ausgeprägt sind, sollte das Medikament deshalb auch außerhalb der Schulzeit eingenommen werden. Vielen Kindern mit ADHS fällt es durch das Medikament zum Beispiel leichter, in einem Verein mit anderen Kindern Fußball zu spielen oder an einer Geburtstagsfeier teilzunehmen. Ebenso trägt das Medikament dazu bei, dass das Kind weniger Probleme hat, am Nachmittag seine Hausaufgaben zu erledigen. In der Urlaubszeit sollten Sie abwägen, was für das Kind und die Familie das Beste ist. Um herausfinden, wie das Kind ohne die Wirkung des Medikaments zurechtkommt, kann es sinnvoll sein, das Medikament in den großen Ferien abzusetzen. Allerdings hängt dies immer auch davon ab, wo und wie Sie Urlaub machen. Je nach der Urlaubsart (Hotel, Campingplatz) stellen sich ganz unterschiedliche Herausforderungen an das Kind und die Familie. Eine Überforderung des Kindes sollte auch im Urlaub vermieden werden.

» Wie lange sollte das Kind die Medikamente einnehmen?

● Wenn der Arzt im Gespräch mit den Eltern und anderen Bezugspersonen (Schule, Freizeit) geklärt hat, dass das Medikament wirksam ist, sollte es mindestens ein Jahr eingenommen werden. Anschließend kann die Dosis vielleicht vermindert werden oder das Kind hat gelernt, mit seinen Beeinträchtigungen so weit umzugehen, dass eine weitere medikamentöse Behandlung nicht erforderlich ist. Einige Kinder nehmen die Tabletten etwa bis zum 14. Lebensjahr, andere nehmen sie bis in das Erwachsenenalter ein. Um zu prüfen, ob es wirklich notwendig ist, Methylphenidat weiter einzunehmen, sollte einmal jährlich – z.B. in den Sommerferien – ein Auslassversuch durchgeführt werden.

» Gibt es typische Begleiterkrankungen?

● ADHS tritt selten alleine auf, typischerweise haben die Kinder weitere Probleme. Eine frühe Behandlung von ADHS ist besonders wichtig, um zu verhindern, dass diese zusätzlichen Störungen auftreten bzw. sich verschlimmern. Bemerkt man eine solche zusätzliche Störung, sollte man unbedingt mit dem Arzt sprechen; jede Störung muss spezifisch behandelt werden.

› Problematisches Sozialverhalten und oppositionelles Verhalten

━ Eine Störung des Sozialverhaltens und ein oppositionelles Verhalten sind bei Kindern mit ADHS sehr häufig. Die Gefühle der Kinder schwanken oft sehr stark. Sie gleichen einer Achterbahnfahrt. Die Kinder können ihr Verhalten nur ungenügend steuern und sich nur schlecht an wichtige Regeln halten. Öfter als bei anderen Kindern kommt es dadurch zu Streitigkeiten mit Eltern und Gleichaltrigen. Kinder mit ADHS fühlen sich rasch provoziert. Im Moment der Wut schaffen sie es nicht, auf die „innere Bremse" zu treten und verhalten sich verbal oder körperlich aggressiv. Um sich den Problemen zu entziehen, die ihr Verhalten hervorruft, lügen manche Kinder und schieben die Schuld auf andere. Als Jugendliche schwänzen sie des Öfteren die Schule oder kommen mit dem Gesetz in Konflikt.

Vorsicht vor der Verstärker-Falle

Bemerken Sie, dass sich Ihr Kind über einen längeren Zeitraum oppositionell oder aggressiv verhält, sollten Sie deshalb unbedingt etwas unternehmen. Allerdings tappen viele Eltern ohne es zu wollen in eine „Verstärker-Falle". Indem sie angemessenes soziales Verhalten kaum beachten und unerwünschtes Verhalten mit harten Strafen ahnden, wird das unangemessene Verhalten zwar möglicherweise kurzfristig gebessert, doch langfristig erhöht sich die Wahrscheinlichkeit, dass ein solches Verhalten erneut auftritt. Besser ist es, Regeln aufzustellen und das erwünschte Verhalten gezielt zu verstärken (siehe Seite 27ff).

› Ängstliche und depressive Symptome

● Ein beträchtlicher Teil der Kinder entwickelt mehrere Jahre nach dem ersten Auftreten der ADHS-Symptome weitere psychische Störungen, vor allem Ängste (zum Beispiel Trennungsangst) oder depressive Symptome. Maßgebliche Ursache dafür sind die negativen Erfahrungen, die das Kind mit seiner Umwelt macht. Kinder mit ADHS scheitern in den Beziehungen zu Gleichaltrigen, spüren die ablehnende Haltung der Mitmenschen und erleben immer wieder Misserfolge in der Schule. Dadurch fühlen sie sich sehr unsicher und verlieren an Selbstbewusstsein.

Um eine Negativspirale aus mangelndem Selbstvertrauen, Fehlverhalten und Strafen zu verhindern und schwer wiegenden emotionalen Problemen vorzubeugen, ist es wichtig, auch die positiven Seiten des Kindes zu sehen und es zu loben, sobald es sich angemessen verhält.

Treten bei einem Kind mit ADHS ängstliche oder depressive Zeichen auf, müssen diese gesondert behandelt werden. Diese Behandlung sollte durch einen Facharzt für Kinder- und Jugendpsychiatrie und Psychotherapie oder einen in dieser Hinsicht erfahrenen Psychotherapeuten erfolgen.

› Lese-Rechtschreibschwäche

● Aufgrund der Aufmerksamkeitsschwäche haben viele Kinder mit ADHS schlechte schulische Leistungen. Betreffen die schlechten Schulleistungen vor allem das Fach Deutsch, sollte man eine Lese-Rechtschreibschwäche in Betracht ziehen.

Kinder mit dieser so genannten Teilleistungsstörung verdrehen häufig die Buchstaben (b – d, p – q, u – n), stellen die Buchstaben eines Wortes in eine andere Reihenfolge (dei statt die), lassen Buchstaben aus (ach statt nach) oder fügen falsche Buchstaben ein (Artzt statt Arzt). Häufig sind auch Wahrnehmungsfehler (Verwechslung von d – t oder g – k) und Regelfehler (z.B. Groß- und Kleinschreibung).

Bei Verdacht auf eine Lese-Rechtschreibstörung sprechen Sie möglichst frühzeitig mit dem Deutsch- oder Klassenlehrer, um die Lese-Rechtschreibfähigkeiten des Kindes gezielt, z.B. in der Praxis eines Facharztes für Kinder- und Jugendpsychiatrie, abklären zu lassen. Bestätigt sich die Vermutung, kann dies bei der Schulbenotung berücksichtigt werden.

Das Kind sollte rechtzeitig an einem spezifischen Förderprogramm teilnehmen. Dort werden die speziellen Problembereiche in Abhängigkeit von der Entwicklungsstufe gezielt trainiert. Da die Kinder aufgrund der Aufmerksamkeitsstörung in einer Gruppe oft überfordert sind, wird eine Einzelförderung empfohlen. Durch spezielle Förderprogramme lässt sich das phonologische Bewusstsein bereits im Vorschulalter trainieren, sodass der spätere Erwerb des Lesens und Rechtschreibens leichter fällt.

› Tic-Störungen

━ Ein Teil der Kinder mit ADHS entwickelt zugleich eine Tic-Störung, das heißt Muskelzuckungen (motorischer Tic) oder Lautäußerungen (vokaler Tic). Kinder mit einem motorischen Tic blinzeln, grimassieren, verdrehen die Augen, ziehen die Schultern hoch oder verkrampfen die Finger. Vokale Tics sind beispielsweise unwillkürliche Laute und Geräusche, wie Husten, Grunzen, Fiepen, Quieken oder Schnauben. Diese Tics treten nahezu jeden Tag mehrfach meist in einer Serie rasch hintereinander auf.

Die Mitmenschen empfinden solche Tics oft als sehr störend. Meist fordern die Eltern das Kind auf, den Unsinn zu lassen und sich zu beherrschen. Oft werden die betroffenen Kinder deswegen auch von den Mitschülern gehänselt. Doch die Tics erfolgen unwillkürlich, das heißt der innere Drang, den Tic auszuüben ist in der Regel so stark, dass die Kinder gar nicht anders können, als mit den Muskeln zu zucken oder Laute zu äußern. Viele Personen mit einem Tic sind, nachdem sie über die Erkrankung aufgeklärt wurden, nicht sonderlich

FÜR DIE ELTERN

stark dadurch eingeschränkt. Möchte man den Tic jedoch behandeln lassen, stehen verschiedene Medikamente zur Verfügung.

» Sind ADHS-Kinder im Straßenverkehr besonders gefährdet?

● Eine Teilnahme am Straßenverkehr erfordert ein sicheres und vorausschauendes Handeln. Doch Kinder mit ADHS sind oft nicht ausreichend aufmerksam und reagieren impulsiv. Sie haben deshalb ein höheres Risiko für Unfälle und sind überdurchschnittlich häufig in Verkehrsunfälle verwickelt. Eltern tun deshalb gut daran, die Sicherheit im Straßenverkehr zu erhöhen. Nach rechts und links zu gucken, bevor man eine Straße überquert, und andere für den Straßenverkehr wichtige Verhaltensautomatismen müssen mit diesen Kindern besonders häufig trainiert werden. Ein passiver Schutz ist ebenfalls besonders wichtig. Beim Fahren mit dem Fahrrad oder mit Inlinern sollten die Kinder deshalb grundsätzlich einen Helm tragen. Ebenso sollten Sie als Eltern gründlich überlegen, ob ein Jugendlicher mit einer Aufmerksamkeitsstörung wirklich Mofa oder Motorrad fahren sollte.

» Was tun, wenn ich als Elternteil selber betroffen bin?

● Je mehr sich Eltern mit den Problemen des Kindes und der Erkrankung auseinander setzen, desto wahrscheinlicher ist es, dass ihnen Parallelen zu eigenem Verhalten auffallen: Hatte man als Kind nicht auch alle möglichen Ideen im Kopf? Gab es nicht auch ständig Streit mit Eltern und Lehrern? Und ist es nicht auch heute noch so, dass man sich rasch überlastet fühlt, die Zeitplanung nie so richtig klappt und man bei Kleinigkeiten aus der Haut fährt?

⬤ Vielen Eltern wird im Laufe der Zeit klar, dass sie früher und häufig auch heute noch sehr ähnliche Probleme haben wie ihr Kind. Während man früher dachte, dass sich ADHS „auswächst" und sich die Probleme mit der Zeit von selber lösen, weiß man heute, dass man hier einem Trugschluss unterlag. ADHS ist eine chronische Erkrankung, die auch im Erwachsenenalter bestehen bleiben kann. Allenfalls verlagert sich die Problematik. Mit fortschreitendem Lebensalter nimmt die motorische Unruhe ab und an ihre Stelle tritt eine innere Unruhe, die viele ADHS-Betroffene im Beruf oder im Sport ausleben. Obwohl die meisten Erwachsenen gelernt haben, einen Teil der typischen ADHS-Problematik zu kompensieren, sind die mangelnde Fähigkeit, sich zu organisieren, die leichte Ablenkbarkeit und das impulsive Verhalten meist nach wie vor vorhanden.

Das Kind als Spiegel

⬤ Für ein betroffenes Elternteil ist es besonders schwierig, den typischen Erziehungsfallen aus dem Weg zu gehen. Durch den ständigen Ungehorsam und das störende Verhalten der Kinder fühlen sie sich rasch überfordert und persönlich angegriffen. Zugleich fällt es ihnen besonders schwer, Regeln aufzustellen und die nötige Ruhe, Konsequenz und Selbstdisziplin aufzubringen. Oft verlieren sie aufgrund einer Kleinigkeit die Selbstkontrolle und reagieren impulsiv. Doch auch für Erwachsene mit ADHS gibt es heute wirksame Strategien zur Selbsthilfe und effektive Behandlungsmöglichkeiten. Eine Verhaltenstherapie oder auch Medikamente können den Betroffenen helfen, ihr Leben und die Erziehung der Kinder besser in den Griff zu bekommen.

Es gibt wirksame Strategien

FÜR DIE ELTERN

»» Brennpunkt Hausaufgaben

Bei Kindern mit ADHS sind Leistungsprobleme in der Schule auch deshalb so häufig, weil sie die Hausaufgaben oft nicht ordnungsgemäß erledigen und sie weniger üben als andere Kinder. Sie haben eine geringe Aufmerksamkeitsspanne und es fällt ihnen schwer, nach dem langen Vormittag in der Schule nochmals konzentriert zu arbeiten. Ihr oberflächlicher, hüpfender Wahrnehmungsstil erschwert ihnen das Lesen und aufgrund der graphomotorischen Schwierigkeiten empfinden sie das Schreiben als äußerst anstrengend. Sie sind oft fahrig und lassen sich leicht ablenken. Bleibt der erwartete Erfolg aus, reagieren sie frustriert und verlieren die Lust weiterzumachen. Oft bringen diese typischen Probleme uns Eltern richtig auf die Palme – die Hausaufgaben werden in der Familie zum Stressfaktor Nr. 1.

Die Herausforderung annehmen

Als Eltern eines Kindes mit ADHS müssen Sie damit rechnen: In punkto Hausaufgaben sind sie stärker gefordert als andere Eltern. Die Bewältigung der Aufgaben erfordert von Ihnen Zeit, Kraft und Konsequenz. Und es lohnt sich: Denn stehen Sie als Eltern Ihrem Kind konsequent mit sinnvollen Hilfestellungen zur Seite, schaffen Sie gute Voraussetzungen, dass es die Schullaufbahn erfolgreich bewältigt.

» Wie kann ich mein Kind unterstützen?

Sie können Ihrem Kind dabei helfen, die Hausaufgaben erfolgreich zu erledigen:

Tageszeit

Bereits die Tageszeit, in der die Hausaufgaben bearbeitet werden, spielt eine wichtige Rolle. Direkt nach dem Mittagessen, wenn der Magen voll ist, haben die meisten Kinder ein

Leistungstief. Es bietet sich deshalb an, nach dem Mittagessen eine halbe Stunde zu pausieren und dann mit den Hausaufgaben anzufangen. Wenn ein Kind deutlich später beginnt, ist die Bereitschaft mitzuarbeiten, meist geringer.

Bei einigen Kindern kann es allerdings sinnvoll sein, einen kleinen Teil der Hausaufgaben in den frühen Abend zu verlegen. Dies setzt jedoch voraus, dass das Kind lernwillig ist und sich bemüht, abends noch einmal zu arbeiten. In jedem Fall hilft es, wenn der Tag strukturiert und das Kind an feste Lernzeiten gewöhnt ist.

Verlauf der Tagesleistung

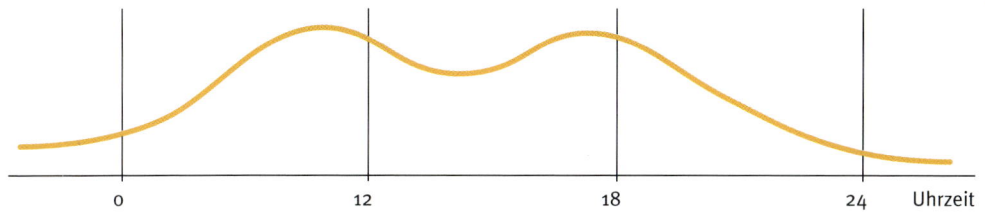

0	12		18	24 Uhrzeit

Arbeitsplatz

━ Auch hinsichtlich des Arbeitsplatzes gibt es einiges zu bedenken. Ihr Kind hat es leichter, wenn es seine Hausaufgaben an einem eigenen, ruhigen Arbeitsplatz in einer gleich bleibenden Umgebung erledigen kann, an dem es nicht durch Geschwister oder durch Musik gestört wird. Das Kind ist weniger abgelenkt, wenn nur die Bücher und Hefte auf dem Tisch liegen, die für die unmittelbare Arbeit benötigt werden. Es hilft ihm, wenn der Arbeitsplatz möglichst gut beleuchtet ist. Bei Rechtshändern sollte die Lampe von links und bei Linkshändern von rechts leuchten.

Ruhe und Wohlwollen

━ Sie können Ihrem Kind bei den Hausaufgaben eine wertvolle Hilfe sein, wenn Sie innere Gelassenheit, Ruhe und Wohlwollen ausstrahlen. Versuchen Sie, Ihrem Kind zu vermitteln, dass es seine Hausaufgaben alleine vorbereitet.

Dem Kind seinen Ranzen zu tragen oder sein Buch aufzuschlagen, ist meist überflüssig. Hinweise, dass die Aufgabe einfach ist, sich das Kind heute besonders anstrengen soll, oder andere gut gemeinte Bemerkungen wie: „Ach, das

FÜR DIE ELTERN

53

schaffst du schon" oder „Ohne Fleiß kein Preis", helfen dem Kind nicht weiter.

Aufgaben besprechen

● Eine gute Unterstützung geben Sie Ihrem Kind dagegen, wenn Sie mit ihm in Ruhe besprechen, was es zu erledigen hat und in welcher Reihenfolge es die Aufgaben in Angriff nehmen möchte. Stellen Sie im Gespräch mit Ihrem Kind sicher, dass es die Aufgabenstellung verstanden hat. Am besten ist es, wenn das Kind kurz mit eigenen Worten erklärt, was es tun soll. Ein freundlicher Tonfall und ein liebevoller Blick geben oft den Ausschlag, um ein Kind zu motivieren, mit den Aufgaben anzufangen. Reagiert das Kind bockig, sollten Sie hartnäckig bleiben – z.B. so: „Ich weiß, dass du dazu jetzt keine Lust hast, aber wir werden die Aufgaben dennoch erledigen."

Selbstständigkeit als Ziel

● Natürlich ist es am besten, wenn das Kind seine Aufgaben selbstständig erledigt. Doch dies gelingt längst nicht allen Kindern mit ADHS. Vielleicht hilft es Ihrem Kind, wenn Sie eine Weile neben ihm sitzen bleiben und ihm ruhig und konzentriert zusehen. Im Laufe der Zeit können Sie dann dazu übergehen, das Kind daran zu gewöhnen, dass Sie nicht ständig anwesend sind. Während Sie anfangs noch im gleichen Zimmer bleiben, gehen Sie dann nach und nach dazu über, das Kind alleine im Raum zu lassen, damit es für eine gewisse Zeit selbstständig arbeitet.

Aufgaben aufteilen

● Oft fühlen sich die Kinder durch die Menge der Hausaufgaben abgeschreckt; sie sehen einen Berg vor sich, den sie in absehbarer Zeit kaum bewältigen können. Versuchen Sie deshalb, die Aufgaben gemeinsam mit Ihrem Kind in zwei bis drei Portionen aufzuteilen und die Reihenfolge der Hausaufgaben zu durchdenken.

Um dem Kind die einzelnen Portionen zu verdeutlichen, kann es die Aufgaben auf einzelne Zettel schreiben und die Zettel an eine Pinnwand über dem Schreibtisch hängen. Immer wenn eine Aufgabe erledigt ist, wird ein Zettel abgenommen. Mit jedem Zettel, der entfernt wird, sieht das Kind zum einen, was es bereits geschafft hat, und zum anderen, dass die Aufgaben, die ihm noch bevorstehen, immer weniger werden.

➤ Als Lerneinstieg eignet sich eine Aufgabe, die dem Kind Spaß macht und die ihm einen leichteren Lernerfolg bringt. Tatsächlich hat man in wissenschaftlichen Untersuchungen gezeigt, dass die Leistungsfähigkeit in den ersten 15 Minuten des Lernens noch vergleichsweise gering ist. Ein Kind, das gerne rechnet, sollte deshalb mit den Matheaufgaben beginnen. Die Bearbeitung einer schwierigen Aufgabe (z.B. einen Aufsatz schreiben) sollte erst an zweiter Stelle erfolgen. Am Ende kann sich dann nochmals eine leichtere Aufgabe anschließen. Handelt es sich um eine große Menge an Hausaufgaben, kann zum Schluss erneut eine schwerere Aufgabe folgen, um die Endspurtsituation nochmals für das konzentrierte Arbeiten zu nutzen.

Leicht – schwer – leicht

❯ Durch kurze Pausen auftanken

➤ Mit Beginn der Schulzeit ist das Kind durchaus in der Lage, längere Zeit konzentriert zu arbeiten. Natürlich schwankt die Konzentrationsdauer bei den einzelnen Kindern, doch sehr häufig wird der Zeitraum, den sich Kinder durchgehend auf eine Sache konzentrieren können, überschätzt. Durchschnittlich können Sie sich hinsichtlich der Konzentrationsdauer an den in der Tabelle genannten Werten orientieren.

Ihr Kind erlangt seine Konzentrationsfähigkeit nur durch eine kurze, fünf- bis zehnminütige Pause wieder. Feste Minipausen sind deshalb sehr wichtig und sollten regelmäßig eingeplant werden. In dieser Zeit kann das Kind eine Entspannungsübung machen, etwas trinken oder kurz frische Luft tanken. Spätestens nach einer Stunde sollten Sie dem Kind eine längere Verschnaufpause gönnen, in der es essen oder Musik hören kann.

FÜR DIE ELTERN

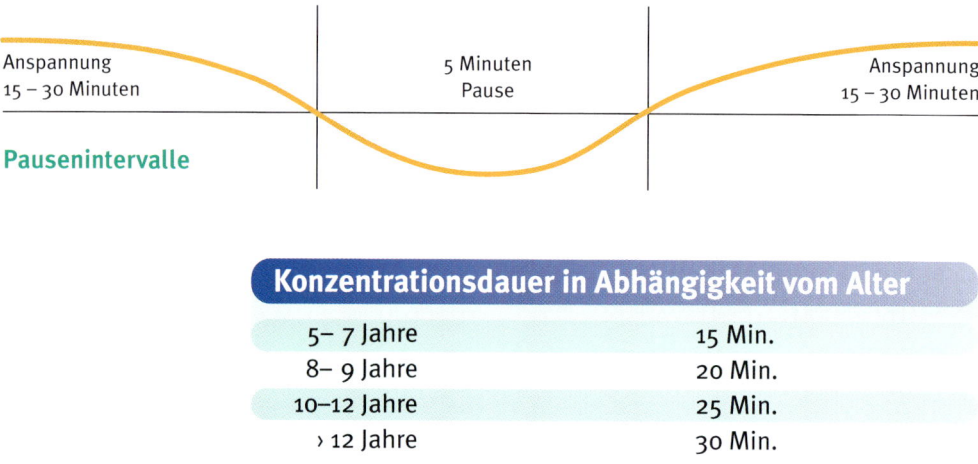

Anspannung
15 – 30 Minuten

5 Minuten
Pause

Anspannung
15 – 30 Minuten

Pausenintervalle

Konzentrationsdauer in Abhängigkeit vom Alter	
5– 7 Jahre	15 Min.
8– 9 Jahre	20 Min.
10–12 Jahre	25 Min.
› 12 Jahre	30 Min.

› Gute Leistung sofort loben

Kinder mit ADHS benötigen viel öfter als andere Kinder eine Rückmeldung für ihr Tun. Sie helfen Ihrem Kind deshalb, wenn Sie seine Anstrengung nach der Erledigung jeder Aufgabe bzw. auch nach Zwischenschritten durch ein kurzes Lob oder einen bestätigenden Kommentar anerkennen. Damit können Sie das Arbeitsverhalten des Kindes unterstützen und seine Selbstständigkeit fördern.

Vielleicht gelingt es Ihnen, das unerwünschte Verhalten in einer solchen Situation nicht zu beachten und sich bei unangemessenem Arbeitsverhalten mit Kritik zurückzuhalten. Gut ist es auch, wenn Sie das Kind ermutigen, das Verhalten abzumildern. Auf Fehler können Sie sachlich hinweisen und dem Kind eine zweckmäßige Hilfe anbieten, mit dem problematischen Aufgabenbereich besser zurechtzukommen. Wird das Kind nicht durch eine überflüssige Bemerkung oder einen unnötigen Kommentar unterbrochen, gelingt es ihm meist besser, sich auf seine Aufgaben zu konzentrieren.

› Gemeinsam den Schulranzen packen

▬ Nach Abschluss der Aufgaben können Sie mit Ihrem Kind den Schulranzen für den nächsten Tag vorbereiten. Damit findet die Hausaufgabensituation einen Abschluss. Das Kind kann sich nun beruhigt anderen Dingen zuwenden und am nächsten Morgen entsteht keine Hektik vor dem Schulbeginn. Durch ein gemeinsames Spiel oder eine andere Aktivität können Sie Ihr Kind nun für das konzentrierte Arbeiten belohnen.

› Häufige Wiederholungen sind wichtig

▬ Damit die Lerninhalte dauerhaft abgespeichert werden, benötigen Kinder mit ADHS häufigere Wiederholungen als andere Kinder. Da sie nur in kleineren Portionen lernen können, ist der Erfolg am größten, wenn wichtiger Lernstoff wiederholt in kleineren Zeiteinheiten geübt wird. Das regelmäßige Üben wird Ihrem Kind am besten gelingen, wenn Sie strukturiert vorgehen.

Aufmerksamkeitsgestörte Kind fühlen sich oft überfordert, wenn Eltern sagen: Ich habe jetzt Zeit, lass' uns Vokabeln üben. Dagegen hilft es ihnen, wenn sie genau wissen, was auf sie zukommt. Treffen Sie mit Ihrem Kind deshalb möglichst konkrete Vereinbarungen. Empfehlenswert ist beispielsweise die Hausaufgaben eine halbe Stunde nach dem Mittagessen zu beginnen und in der Schulzeit zusätzlich jeden Abend vor dem Essen noch 15 Minuten zu üben.

Natürlich kommt der Erfolg nicht von heute auf morgen. Vielleicht wird es Rückschläge und Durchhängerphasen geben oder das Kind hat sich angestrengt und dennoch eine schlechte Note erhalten. Dann sollten Sie ihm keinesfalls Ihre Enttäuschung zeigen, sondern trotzdem seine Mühe anerkennen. Nur wenn das Kind eine Perspektive hat und davon überzeugt ist, seine Ziele erreichen zu können, ist es motiviert.

FÜR DIE ELTERN

› Hausaufgabenhilfe von Dritten

Manchmal ist die Beziehung von Eltern und Kindern in eine Sackgasse geraten, sodass die Kinder Ihre Hilfe bei den Hausaufgaben nicht mehr annehmen. In einer solchen Situation kann es sinnvoll sein, eine neutrale, von dem Kind akzeptierte Person ins Spiel zu bringen. Die Person sollte die spezifischen Probleme des Schülers kennen und in der Lage sein, die Betreuung der Hausaufgaben anstelle der Mutter oder des Vaters für eine Zeit konstant zu übernehmen.

Hilfen bei den Hausaufgaben

Die Bewältigung der Aufgaben erfordert von Ihnen Zeit, Kraft und Konsequenz. Bemühen Sie sich um innere Gelassenheit, Ruhe und Wohlwollen.

- Hausaufgaben an einem festen Arbeitsplatz erledigen.

- Keine Ablenkungsmöglichkeiten durch unnötige Sachen auf dem Schreibtisch, durch Musik oder Geschwister.

- Vereinbaren Sie feste Zeiten und strukturierte Abläufe; manchmal hilft ein Wecker, der den Beginn und das Ende der Hausaufgabenzeit anzeigt.

- Immer wieder Minipausen (vielleicht mit einer Eieruhr auf 4 Minuten bemessen) einlegen, um die Konzentrationsfähigkeit zu erhöhen.

- Möglichst wenig Unterbrechungen durch unnötige Fragen oder überflüssige Ratschläge.

- Hausaufgaben in Teilschritte aufteilen und die Reihenfolge besprechen. So werden die Aufgaben für das Kind überschaubar und es kann Stück für Stück abarbeiten.

- Ein Hausaufgabenheft hilft Ihrem Kind, denn was im Hausaufgabenheft steht, muss es nicht im Kopf behalten.

- Treffen Sie klare Regeln über den Ablauf der Hausaufgaben: kein Essen, kein Spielen, kein Trinken, kein Telefon usw. (aber in der Minipause z.B. ein Apfelschnitzchen, ein Gummibärchen, ein UNO-Spiel).

- Sorgen Sie für Lob und Belohnung: Sie sollten die Anstrengungen Ihres Kindes anerkennen und ihm nach der Bewältigung der Hausaufgaben eine Belohnung in Aussicht stellen (z.B. ein gemeinsames Spiel).

- Bewegung: Versuchen Sie dem Kind Bewegungsmöglichkeiten einzuräumen, damit es seine Energien loswerden kann. Gut geeignet sind zum Beispiel Fahrrad fahren oder Spiele im Freien.

- Begrenzen Sie die tägliche Fernsehzeit. Eine Verlängerung der Fernseh- oder auch Computerzeit kann zum Beispiel als Joker eingesetzt werden, wenn die Hausaufgaben erfolgreich erledigt wurden.

- Entwickeln Sie Teamgedanken: Nur miteinander können Eltern und Kinder erfolgreich sein.

FÜR DAS KIND

»» Was bedeutet ADHS für mich?

● Kennst du das von dir, dass du ganz unruhig bist oder in der Schule nicht still sitzen möchtest? Oder dass du mit der einen Sache anfängst, aber bald die Lust verlierst und schon wieder eine neue Idee hast? Dass dir öfter etwas hinfällt, du dich verletzt oder ganz oft viele blaue Flecken hast? Du bist damit nicht alleine, vielen anderen Kindern geht es so ähnlich wie dir.

Vielleicht warst du vor kurzem bei einem Arzt oder einem Psychologen und musstest viel malen, schreiben, Fragen beantworten und über deine Probleme in der Familie und in der Schule erzählen. Nachher hat er dir dann erklärt, dass du ADHS hast. Dies ist eine Abkürzung für das schwierige Wort „Aufmerksamkeits-Defizit-Hyperaktivitäts-Störung".

» Warum bin ich so?

● Was bedeutet das nun? Aufmerksamkeitsdefizit meint, nicht gut aufpassen können, sich leicht ablenken lassen. Hyperaktivität heißt, sich sehr sehr viel bewegen müssen, gerade wenn man still sitzen soll. ADHS heißt also: Dir fällt es oft schwer aufzupassen und ruhig zu sein. Aufgaben, bei denen du lange gut aufpassen musst, bereiten dir Mühe und alle Situationen in der Schule und zu Hause, in denen du lange still sitzen musst und nicht reden darfst, sind für dich ganz schwierig.

› Das ist nicht deine Schuld

● Viele Kinder mit ADHS geraten ganz außer sich, wenn sie sich ärgern, und bekommen dadurch öfter Streit. Da ist niemand Schuld. Aber damit du nicht ständig Schwierigkeiten bekommst, ist es gut zu wissen. Für ADHS kannst du nichts,

60

denn damit bist du bereits geboren. Außerdem bist du damit nicht alleine. Viele andere Kinder haben auch ADHS. Und es geht ihnen genauso wie dir.

› **Alle sind ständig genervt**

▬ Obwohl du klug bist und viel weißt, arbeitet dein Gehirn in deinem Kopf in gewisser Hinsicht anders als bei anderen Kindern. Dadurch bist du oft unruhig, lässt dich schnell ablenken und gehst ziemlich schnell in die Luft. Das Schreiben in der Schule ist für dich eine Qual. Die Zeilen sind wie ein Gefängnis und dauernd geht die Schrift über den Rand hinaus. In der Schule bringt dir die Pause ziemlich oft Ärger. Du tust oft Dinge, ohne vorher richtig nachzudenken, und immer wieder bekommst du dadurch Streit mit anderen Kindern. Manche wollen dich nicht mehr mitspielen lassen und ärgern dich.
Viele Ideen und Gedanken sind da, und oft geht alles durcheinander. Das ist ein einziges Kuddelmuddel. Es fällt dir schwer, dich nur mit einer Sache zu beschäftigen. Deine Noten in der Schule sind miserabel und deine Lehrer sagen, du musst dich unbedingt besser konzentrieren. Bestimmt hast du auch gemerkt, dass du mehr Ärger hast als viele andere Kinder. Viele deiner Probleme liegen an ADHS. Aber du kannst etwas dagegen tun.

Wie geht es anderen Kindern mit ADHS?

Andere Kinder, die auch ADHS haben, sagen zum Beispiel:
„Alles kriege ich mit. Ich muss immer überall hingucken und alles hören. Sofort bemerke ich, wenn draußen am Fenster oder an der Tür etwas passiert oder einer in der Klasse quatscht. Ich muss dann immer gleich hinschauen und kann mich nicht mehr so gut konzentrieren."

„Andere Kinder, Erwachsene und Lehrer mögen mich nicht. Sie wollen auch nicht mit mir spielen. Meist bin ich ganz alleine. Die Unruhe steckt mitten in mir drin."

„Ich kann ganz lieb sein, aber auch ganz schnell sehr, sehr, sehr böse werden und andere ärgern. Ich habe dann oft eine Riesenwut im Bauch und schlage nur noch zurück. Meine Eltern und die Lehrer verstehen das sowieso nicht. Am besten ich höre gar nicht mehr so genau hin, was die anderen sagen oder mir raten. Vielleicht mache ich es das nächste Mal einfach besser. Ob es wohl klappt?"

Vielleicht geht es dir ähnlich und manches, was die anderen Kinder erzählen, kommt dir bekannt vor.

FÜR DAS KIND

» Die anderen können dir helfen

Es ist zwar nicht ganz einfach und es klappt auch nicht von heute auf morgen. Aber wenn du es wirklich ganz fest willst, wird es bestimmt von Woche zu Woche etwas besser. Deine Lehrer, dein Arzt und deine Eltern helfen dir dabei. Vielleicht unterhältst du dich jetzt öfter mit einem Arzt oder einem Psychologen. Sie kennen sich gut mit ADHS aus und können dir Tipps geben, wie du mit deinen Problemen besser zurechtkommst.

› Auch eine Tablette kann helfen

Manche Kinder mit ADHS nehmen auch Medikamente ein. Das kommt dir bestimmt komisch vor. Du fühlst dich ja gar nicht krank und sollst trotzdem jeden Morgen diese Tabletten schlucken. Doch die Medikamente können dir helfen, in der Schule, mit anderen Kindern und mit deiner Familie besser zurechtzukommen. Diese Tabletten haben schon ganz viele Kinder eingenommen und es dadurch geschafft, dass die Schwierigkeiten weniger werden oder ganz verschwinden.

Vielleicht bemerkst du am Anfang gar nicht, dass die Tabletten wirken. Du bekommst höchstens etwas Bauchweh oder hast mittags nicht mehr so Appetit wie früher. Aber nach einiger Zeit fällt dir vielleicht auf, dass du besser still sitzen kannst und dass du nun in der Schule und zu Hause weniger Ärger hast. Vielleicht werden sogar deine Noten in der Schule besser.

» Du kannst das schaffen

Die Tabletten schaffen es nicht ganz alleine, dass es besser wird. Du musst auch selber eine ganze Menge tun. Vielleicht überlegst du dir gemeinsam mit deinen Eltern, welche Probleme du genau hast und welche Nachteile dir dies bringt. Bestimmt fällt euch zusammen ein Weg ein, wie ihr die Probleme lösen könnt. Am besten machst du dir gemeinsam mit deinen Eltern einen Schlachtplan.

So ähnlich wie Piraten zusammen einen Überfall planen und dabei Schritt für Schritt vorgehen, überlegt ihr euch, wie du dein Ziel erreichen kannst. Gemeinsam schafft ihr das bestimmt! Du wirst sehen, mit der Zeit klappt es schon besser. Also halte durch, auch wenn es mal schwierig wird. Bestimmt bekommst du ab und zu eine ganz besondere Belohnung, wenn du dich anstrengst. Da fällt dir bestimmt etwas ganz Tolles ein!

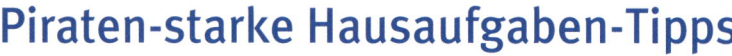

Piraten-starke Hausaufgaben-Tipps

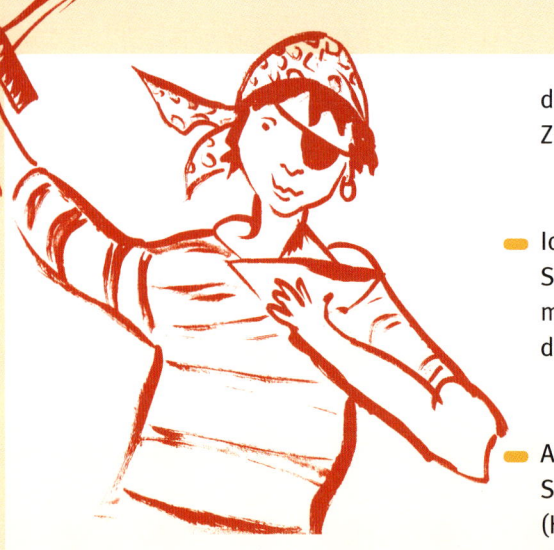

Vielen Kindern mit ADHS fallen die Hausaufgaben richtig schwer. Vielleicht geht es dir genauso. Sie lassen sich oft ablenken und brauchen deshalb lange bis sie fertig sind. Die Eltern sind dann meist mit den Hausaufgaben nicht zufrieden und haben etwas zu meckern. Dadurch wird man dann noch extra wütend und hat schon gar keine Lust mehr. Damit die Hausaufgaben besser klappen, gebe ich dir ein paar Piraten-starke Tipps:

- Ich mache meine Hausaufgaben immer dann, wenn ich noch fit bin. Direkt nach dem Essen, mit vollem Bauch lernt es sich schlecht. Meine beste Arbeitszeit ist zwischen .... und .... Uhr.

- Ich mache meine Hausaufgaben immer an demselben Platz. Am besten ist der Schreibtisch in meinem eigenen Zimmer. Da bin ich ganz ungestört.

- Ich hänge das „Bitte-nicht-stören-Schild" an die Tür. Das tue ich, damit meine Eltern und Geschwister sehen, dass ich lerne und mich nicht stören.

- Auf meinem Schreibtisch liegen nur Sachen, die ich zum Arbeiten brauche (Heft, Mäppchen, Lineal ...). Je weniger Sachen auf meinem Tisch liegen, desto leichter kann ich mich auf meine Hausaufgaben konzentrieren und werde nicht abgelenkt.

- Ich teile meine Hausaufgaben in Portionen auf. Zuerst mache ich eine leichte Aufgabe, um mich aufzuwärmen. Dann mache ich die schwierigste Aufgabe, bei der ich mich am meisten konzentrieren muss. Zum Schluss mache ich wieder eine leichte Aufgabe.

- Ich mache bei den Hausaufgaben regelmäßig Pausen. Wenn ich Pausen mache, werde ich nicht so schnell müde und kann mich besser konzentrieren. Wenn ich etwa 20 Minuten gearbeitet habe, unterbreche ich für ungefähr 5 Minuten.

für große Piraten

- Wenn ich meine Aufgaben löse, halte ich mich an folgende Regeln:
  - Ich schau genau!
  - Ich lese mir die Aufgabe langsam und laut vor!
  - Ich überlege in Ruhe!
  - Ich beginne erst dann zu schreiben!
  - Habe ich noch keine Lösung und komme ich nicht weiter? Dann gehe ich die bisherigen Schritte noch einmal durch.
  - Weiß ich trotzdem nicht weiter, dann hole ich mir Hilfe!

Die größte Anspannung nennen wir Stufe 10. Dann lass die Anspannung ganz langsam nach. Gehe auf Stufe 8, … 6, … 4, … 2, … 1 und ganz zum Schluss auf Stufe 0. Diese Übung kannst du drei- bis fünfmal hintereinander machen.

Am Ende des Buches findest du einige „Bitte-nicht-stören-Schilder". Du kannst dir dein Lieblingsbild aussuchen, es heraustrennen und ausmalen. Hänge es an deine Tür, wenn du Hausaufgaben machst.

- Damit dein Kopf so richtig frei wird und du gut denken kannst, kannst du vor den Hausaufgaben oder auch zwischendurch folgende Übung machen: Balle deine Fäuste so fest es geht zusammen.

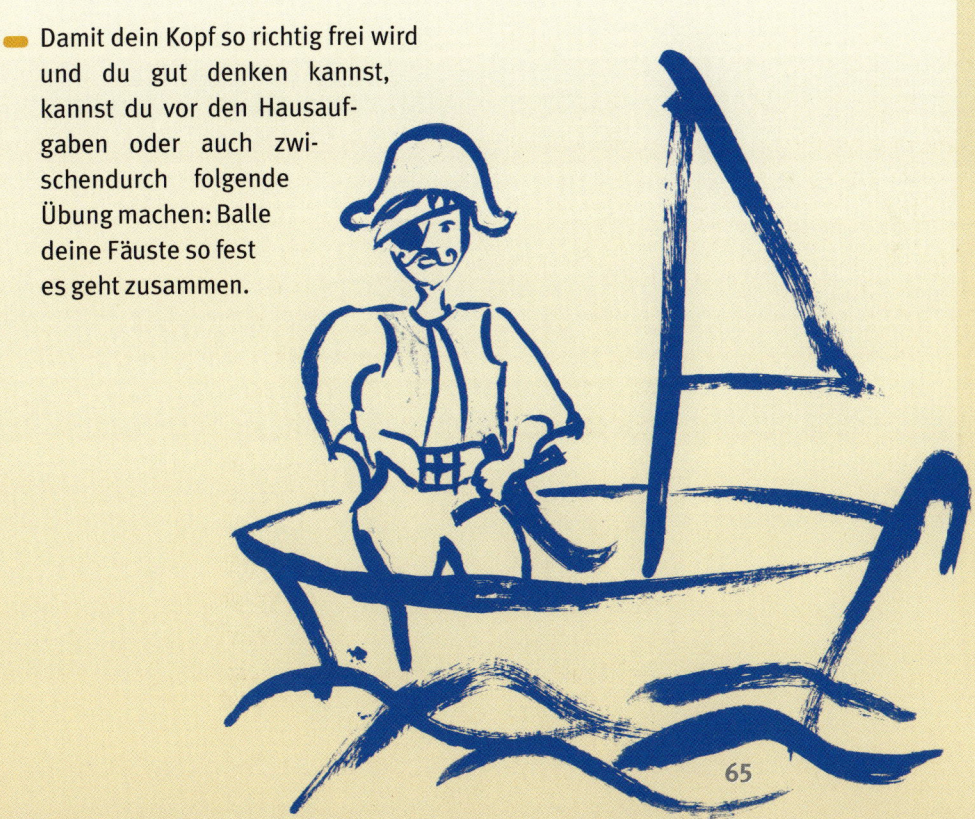

FÜR DIE LEHRER

››› Basiswissen ADHS für Lehrer

● Der Unterricht von 25 oder mehr Kindern mit all ihren unterschiedlichen Stärken und Schwächen erfordert von Ihnen hohe pädagogische Kompetenz und didaktisches Geschick. Befindet sich in der Klasse ein Kind mit ADHS, stehen Sie als Lehrer bzw. Lehrerin täglich vor zusätzlichen Herausforderungen. Die immer wiederkehrenden Konflikte mit dem Kind kosten unendlich viel Kraft, und viele Lehrer geraten an die Grenzen ihrer Belastbarkeit. Woran liegt das?

›› Kinder mit ADHS in der Schule

● Kinder mit ADHS haben in den unterschiedlichsten schulischen Bereichen Probleme. Sie sind motorisch unruhig, leicht ablenkbar und unkonzentriert. In der Schulstunde können sie ihre Aufmerksamkeit nur schlecht auf das Unterrichtsgeschehen fokussieren. Oft beschäftigen sie sich mit anderen Dingen, zum Beispiel mit ihren Stiften, den Kleidungsstücken oder ihrem Tischnachbarn. An aufgestellte Regeln halten sie sich weniger gut als andere Kinder, sie stören des Öfteren den Unterricht und haben mangelnde soziale Fähigkeiten. Durch ihr impulsives Verhalten erscheinen sie oft überschießend und aggressiv. Häufiger als bei anderen Kindern kommt es zu Auseinandersetzungen mit Mitschülern.

› Das Arbeitsverhalten schwankt stark

● Oft beginnen sie mit den Aufgaben, bevor sie den Inhalt richtig verstanden haben. Ist die Arbeit dann erledigt, wird das Ergebnis nicht ausreichend überprüft. Dadurch sind die Aufgaben oft lückenhaft und Teilbereiche werden übersehen.

Schwierige, komplexe oder unangenehme Aufgaben werden gemieden, und mit Misserfolgen und Frustrationen können sie nur schlecht umgehen. Durch das Verhalten der Kinder wird der gewohnte Unterrichtsablauf gestört und die Arbeitsatmosphäre in der Klasse beeinträchtigt.

> ### ADHS ist eine neuro-biologische Erkrankung

━ Beim Umgang mit dem Kind müssen Sie sich als Lehrer jedoch immer wieder vor Augen halten, dass der Schüler das ganze „Chaos" nicht mit Absicht verursacht. Die Ursache für das Verhalten des Kindes ist ADHS, es leidet an einer organisch mitbedingten Störung. Das von unserem Schulsystem gewollte, frühe eigenständige Arbeiten, das ein hohes Maß an Selbstorganisation erfordert, können diese Kinder nicht so gut erbringen wie andere Schüler.

> ### Vermeiden Sie Schuldzuweisungen

━ Man sollte also einem solchen Kind aufgrund der beträchtlichen Leistungsschwankungen oder der Verhaltensprobleme keinen mangelnden Willen oder den Eltern mangelhafte Erziehung unterstellen. Auch sollten Sie nicht die Schuld bei sich suchen und mutmaßen, dass Sie dem Unterricht nicht gewachsen wären. Es geht nicht um eine Schuldfrage. Es geht um Hilfe für das Kind mit ADHS, die Mitschüler und um Lehrer-Selbsthilfe. Auch Zusatzarbeiten helfen nicht weiter, denn dadurch wird das Kind stigmatisiert und bloßgestellt. Mit der Zeit wird es sich immer weniger Mühe geben und denken: „Was soll's, ich bin ja eh' blöd und mache alles falsch."

ADHS-Kinder sind eine besondere Herausforderung

Ein Kind mit ADHS benötigt Ihre besondere Unterstützung. Und oft genug brauchen Sie als Lehrer ebenfalls Unterstützung. Die pädagogische Förderung und Führung durch Sie als Lehrkraft leistet einen außerordentlich wichtigen Beitrag zur positiven Persönlichkeitsentwicklung dieser Kinder. Natürlich ist der Weg zu einer dauerhaften Besserung der Probleme lang, mitunter mühsam und steinig. Dennoch lohnen sich die Anstrengungen! Denn schaffen Sie es, das Kind durch seine Erwartungshaltung positiv zu motivieren und gelingt es Ihnen konsequent, ruhig, gelassen und souverän zu handeln, baut sich das Störpotenzial ab.

FÜR DIE LEHRER

67

FÜR DIE LEHRER

»» Der Umgang mit aufmerksamkeitsgestörten Kindern

Didaktisch-präventive Maßnahmen im Unterricht können entscheidend dazu beitragen, die Entwicklung des Kindes und die Dynamik innerhalb der Klasse positiv zu beeinflussen. Das Verhalten gegenüber dem betroffenen Kind sollte konsequent, doch immer auch sehr geduldig, liebevoll und keinesfalls vorwurfsvoll oder persönlich abwertend sein. Am besten führen Sie sich immer wieder vor Augen, dass das Kind krank ist und einer besonderen Hilfe bedarf. Natürlich lassen sich nicht alle Maßnahmen von heute auf morgen umsetzen. Erwarten Sie nicht zu viel von sich selbst und gehen Sie nicht davon aus, allen Situationen pädagogisch perfekt gewachsen zu sein. Doch durch einige auf den ersten Blick möglicherweise belanglos erscheinende Maßnahmen lässt sich vielen Problemen vorbeugen.

» Was tue ich bei Verdacht auf ADHS?

Vermuten Sie, dass ein Kind aufmerksamkeitsgestört oder hyperaktiv ist, sollten Sie das Verhalten des Kindes über einen gewissen Zeitraum differenziert beobachten und dies dokumentieren. Ein Gespräch mit Kollegen hilft abzuklären, ob in ihrem Unterricht ähnliche Probleme auftreten. Bereits dazu gehört oft Mut, weil man zunächst nicht sicher weiß, ob es nur eigenes „Lehrversagen" oder eine allgemeine Problematik des Kindes ist.

› Sprechen Sie mit den Eltern

Anschließend sollten Sie sich ausführlich mit den Eltern unterhalten, von dem Verhalten in der Schule berichten und erfragen, ob zu Hause möglicherweise ähnliche Schwierigkeiten bestehen. Zu einer Diagnose sollten Sie sich als Lehrer grundsätzlich nicht hinreißen lassen. Beobachtete Einzelheiten des Verhaltens vorwurfsfrei zu beschreiben, kann die elterliche Erfahrung bestätigen, sodass sich die Eltern in ihrer eigenen Wahrnehmung und Sorge bestätigt und entlastet fühlen können.

Ihr Verständnis eröffnet die Bereitschaft der Eltern, Rat anzunehmen. So können die Eltern durch das Gespräch motiviert werden, sich an einen Kinder- und Jugendpsychiater bzw. einen mit ADHS erfahrenen Kinder- und Jugendarzt zu wenden, um dem Kind zu helfen, mit seinen Schwierigkeiten besser umzugehen. Nach der schriftlichen Einwilligung der Eltern (Datenschutz!) können Sie als Lehrer später direkt mit dem Arzt Kontakt aufnehmen. Erfolgen im Anschluss an die Diagnose therapeutische Maßnahmen, tragen Ihre Beobachtungen dazu bei, den Therapieerfolg zu beurteilen.

> ## Vermeiden Sie Kritik

━━ Wichtig ist es, im Gespräch mit den Eltern deutlich zu signalisieren, dass es nicht um Vorwürfe geht, sondern dass Sie sich sorgen und dem Kind helfen möchten. Meist wurde den Eltern bereits zuvor des Öfteren die Schuld für das Verhalten des Kindes zugewiesen. Sie befinden sich in einer Abwehrhaltung, in einem Kreislauf von Schuldgefühlen und Rechtfertigungen. Viele Eltern verstehen die Rückmeldung aus der Schule deshalb leicht als erneute Kritik.

Um ein Vertrauensverhältnis aufzubauen und den Eltern klarzumachen, dass das Wohl des Kindes im Vordergrund steht, müssen Sie im Gespräch besonders vorsichtig und einfühlsam vorgehen. So wie Sie als Lehrer bei aller pädagogischer Bemühung mit diesem Kind Ihre Schwierigkeiten im Unterricht haben, so treffen diese Schwierigkeiten ebenfalls die Eltern, auch wenn diese erzieherisch begabt und bemüht sein mögen.

FÜR DIE LEHRER

»» Praktische Tipps für den Unterricht

» Die Haltung zum Schüler mit ADHS

▬ Das Verhalten des Schülers mit ADHS stört den Unterricht, verärgert und führt oft zu Konflikten im Klassenzimmer. Die Gefahr, dass sich ein Gefühl von Ablehnung und auch Angst vor dem Schüler einstellt, ist nicht gering. Was der Schüler mit ADHS aber als Voraussetzung für ein erfolgreiches Miteinander im Unterricht und für seine Lernbereitschaft benötigt, sind Anerkennung und Wertschätzung — und genau das ist besonders schwierig. Vielleicht hilft es Ihnen, von der Haltung auszugehen: „Du kannst nichts dafür, du kannst dir aber helfen und ich will dich dabei unterstützen und wertschätzen." Das Kind als Person zu bejahen, erleichtert es, das erwünschte Entwicklungsvermögens des Kindes zu bestärken.

» Klarheit gewinnen – Problemanalyse

▬ Kinder mit ADHS reagieren oft impulsiv. Plötzlich ist etwas im Unterricht „wie aus heiterem Himmel" geschehen: ein Streit mit dem Tischnachbarn entfacht oder „unmotiviert" ruft bzw. läuft der Schüler umher. Die Versuchung ist groß, pädagogisch einzugreifen, zu ermahnen, zurechtzuweisen. Meist ist dies auch notwendig. Und doch wird sich das Störverhalten wiederholen.

Deshalb ist es hilfreich zu beobachten, wann es zum Streit kommt: In welcher Schulstunde? Mit welchem Schüler? Was geht dem Streit voraus? Was folgt ihm? War der Lernstoff zu schwierig? War es ein Moment der Langeweile? Geschieht es zu Beginn, am Ende des Unterrichts, nach 5 oder nach 20 Minuten? Welcher Mitschüler wirkt beruhigend als Sitznachbar? Geschieht es, wenn ich in seiner Nähe bin oder mich vom Schüler abgewendet habe? Ziel dieser „Verhaltensanalyse" ist es, Hinweise darauf zu bekommen, wie das Störverhalten ausgelöst wurde (Hyperaktivität, Ablenkung usw.). Denn dies gibt Ihnen wiederum Anhaltspunkte, wie der Unterricht möglichst störungsfrei ablaufen könnte.

» Umsichtig und vorausschauend sein

➤ Idealerweise sollte ein Lehrer die Gruppendynamik innerhalb der Klasse jederzeit überschauen und mögliche Störungen vorausschauend im Ansatz wahrnehmen. Unaufmerksamkeit und störendes Verhalten sollten Sie grundsätzlich nicht „laufen lassen", sondern möglichst frühzeitig knapp, sachbezogen und zugleich ruhig und konsequent darauf reagieren. Provokationen des Kindes sollten Sie keinesfalls persönlich nehmen, sondern sich immer bemühen, ruhig zu bleiben und den professionellen, inneren Abstand zu wahren.

Je souveräner Sie als Lehrer auf problematisches Verhalten reagieren, desto eher wird das Kind Sie respektieren. Bahnt sich eine Konfliktsituation an, sollte Sie sich frühzeitig dem Kind zuwenden, den Blickkontakt suchen oder die Hand auflegen und es mit dem Vornamen ansprechen. Am besten nehmen Sie ablenkende Gegenstände wortlos ab und legen sie zur Seite.

» Räumliche Organisation des Klassenzimmers

➤ Ein Schüler mit ADHS sollte einen Sitzplatz haben, an dem er möglichst wenig durch Außenreize abgelenkt wird.

FÜR DIE LEHRER

Ein Sitzplatz am Fenster mit Blick in den Pausenhof eignet sich ebenso wenig wie ein Platz neben einem Kind mit ähnlichen Verhaltensproblemen.

Nah beim Lehrer

Der beste Platz ist neben einem verhaltensunauffälligen, möglichst sozialkompetenten Kind in der unmittelbaren Nähe zum Lehrer. Dort besteht die Möglichkeit, störendes Verhalten durch Blickkontakt, das Auflegen der Hand oder andere Zeichen unmittelbar zu unterbinden. Möglicherweise kann ein ausgeglichenes und belastbares Kind mit einer guten Arbeitshaltung und Selbstkontrolle auch eine Patenschaft übernehmen, sodass sie sich gegenseitig an Hausaufgaben oder bestimmte Verhaltensregeln erinnern.

Zweiertisch

Manches Kind mit ADHS ist überfordert, wenn es zum Beispiel als Erstklässler an einem runden Tisch mit drei weiteren Schülern sitzt. Einfacher ist es für ihn an einem allein stehenden Zweiertisch, der dem Lehrer eine ständige Blickkontrolle ermöglicht.

Ruheraum

Bewährt hat sich ein Ruheraum, das heißt ein Platz im Klassenzimmer mit einem Tisch und einem Regal mit Materialien als Trennwand. Dort kann sich ein Schüler, wenn er mit seinem Arbeitsblatt vorzeitig fertig ist, zurückziehen. Dadurch kommt er nicht aus Langeweile in Versuchung, seinen Nachbarn zu stören. Schülern mit ADHS ist ein solcher Rückzugsraum oft eine große Hilfe.

» Strukturierte Unterrichtsgestaltung

Ein Kind mit ADHS benötigt mehr als andere Kinder Fremdregulation und Außensteuerung. Je mehr Rituale und Routineabläufe dem betroffenen Schüler bekannt sind, desto besser kann er sich orientieren und desto leichter fällt es ihm, sich angemessen zu verhalten. Zu viel offene Unterrichtsformen, Gruppen- oder Freiarbeit können Kinder mit ADHS leicht überfordern. Genau geplante und bekannte Unterrichtsabläufe helfen den Kindern.

Deshalb ist es auch zweckmäßig, bestimmte Abläufe mit dem Kind detailliert zu besprechen, zum Beispiel wie es sich nach dem Betreten des Klassenzimmers bis zum Beginn des Unterrichts zu verhalten hat oder wie am Ende der Stunde Arbeitsblätter abgeheftet werden.

» Eindeutige Regeln und Anweisungen

▬ Regeln können nur angewendet werden, wenn sie vom Kind begriffen werden. Regeln und Anweisungen sollten daher möglichst kurz, präzise, konkret und für alle Kinder verständlich sowie durchführbar sein. Es ist besser, sich auf fünf Regeln zu beschränken, statt 15 Regeln zu benennen, die nicht konsequent eingehalten werden.

Hilfreich ist es hierbei, von Woche zu Woche einen Regelschwerpunkt zu setzen. In dieser Zeit sollten Sie die Regel täglich in Erinnerung bringen, veranschaulichen und konsequent (aber ohne Erregung) auf die Einhaltung achten. Die Wochenregel kann z.B. als Plakat über die Tafel gehängt werden, so zum Beispiel: „Ich melde mich, wenn ich etwas sagen will", oder: „Ich spreche nur, wenn ich aufgerufen werde" oder „Ich bleibe auf meinem Platz sitzen und laufe nicht herum."

Eine weitere Regel sollte erst eingeführt werden, wenn die vorherige Regel von allen angenommen wurde. Im Sinne von „mentalem Training" können Anweisungen oder Regeln, in „Ich-Form" formuliert, sich dem Kind einprägen: Nicht: „Du musst dich melden", sondern: „Ich melde mich, wenn…"

73

FÜR DIE LEHRER

» Ruhe fördern

▬ Den Unterricht mit absoluter Ruhe führen zu können, ist für alle Schüler – vor allem aber für einen Schüler mit ADHS – hilfreich. Jeder Lehrer wird seinen individuellen Weg finden, um diese Ruhe herzustellen. Ein Gebet, eine Atemübung oder ein Konzentrationsspiel kann den Kindern ebenso helfen, sich zu sammeln wie eine Fantasiereise oder eine Entspannung mit musikalischer Untermalung. Um die Ablenkung so gering wie möglich zu halten, sollten sich auf dem Tisch nur die Materialien befinden, die die Kinder zwingend zum Arbeiten benötigen, d.h. ein Stift, ein Heft und ein Buch. Alle weiteren Utensilien bieten dem Kind eine Möglichkeit der Ablenkung.

» Aufmerksamkeit erhöhen

▬ Die Aufmerksamkeit der Kinder ist erhöht, wenn es Ihnen gelingt, möglichst lebhaft, begeisternd und humorvoll zu sein und den Unterricht mitreißend zu gestalten. Durch direkte Fragen und abwechslungsreiche Materialien unter Einbezug der verschiedenen Sinneskanäle können Sie die Schüler aktiv in den Unterricht einbeziehen, die Eigenaktivität anregen und ihre Aufmerksamkeit immer wieder aufs Neue steigern. Der Unterricht sollte durch neue Materialien und unterschiedliche didaktische Elemente möglichst abwechslungsreich gestaltet werden, ohne dass dadurch zu viel Unruhe aufkommt.

Bereits geringe Störreize wie ein vorbeifahrendes Auto oder ein herunterfallendes Lineal ziehen bei Kindern mit ADHS die Aufmerksamkeit auf sich. Eine nonverbale Verhaltenssteuerung wie das wortlose Wegnehmen eines Gegenstandes, das vorsichtige Drehen des Kopfes in die richtige Richtung und das Zeigen auf die Stelle des Heftes, an der das Kind weiterarbeiten soll, hilft dem Schüler, seine Aufmerksamkeit wieder auf die Aufgaben zu fokussieren.

» Positiver Umgang mit dem Kind

━ Kinder mit ADHS gelten schnell als Chaot und Unruhestifter. Dadurch verlieren sie das Zutrauen in die eigenen Fähigkeiten, sind nicht motiviert und haben Angst vor Misserfolgen. Um eine Negativspirale zu vermeiden, sollten Sie auch schwierigen Kindern möglichst täglich neu mit einer positiven, das heißt sowohl liebevollen als auch konsequenten Erwartungshaltung begegnen. Auch schwache und problematische Kinder haben eine starke Seite, die gefördert werden kann. Das Kind muss spüren, dass Sie es trotz seines problematischen Verhaltens akzeptieren, dass Sie sich engagieren und auch die positiven Dinge sehen.

━ Ein Kind mit ADHS benötigt häufiger als andere Kinder ein ganz konkretes und umgehendes Lob; positives Verhalten muss sofort verstärkt werden. Das Androhen von Strafe steigert in vielen Fällen lediglich das Erregungsniveau. Falls machbar, ist es deshalb weniger störend und effektiver, unangebrachtes Verhalten zu ignorieren, als ständig zu ermahnen. Wiederholt sich ein Regelverstoß, z.B. das unerlaubte Aufstehen vom Platz, ist es zweckmäßig, außerhalb des Unterrichts mit dem Kind eine Regel zu vereinbaren, z.B. „Ich melde mich, wenn ich vom Platz aufstehen will".

Positives Verhalten verstärken

━ Möglicherweise denken Sie: „Was soll ich denn loben, das Kind stört doch nur den Unterricht?" Doch bedenken Sie immer, dass das Kind aufgrund der Erkrankung wesentlich mehr Kraft und Anstrengung aufbringen muss, um Anforderungen zu bewältigen, die für andere selbstverständlich sind.

Mühe anerkennen

75

FÜR DIE LEHRER

Deshalb sollte nicht das Ergebnis einer Aufgabe, sondern die Bereitschaft des Kindes, sich anzustrengen, honoriert werden. Nur dadurch wird es motiviert, sich zukünftig öfter angemessen zu verhalten.

Nie bloßstellen

Selbst bei extremem Fehlverhalten darf man das Kind nie vor der Klasse bloßstellen. Besser ist es, sich nach der Stunde etwas Zeit für ein Gespräch unter vier Augen zu nehmen. Das gemeinsame Gespräch erzeugt Vertrauen; dort lässt sich Kritik anbringen. Das Kind spürt sehr gut, dass mit ihm etwas nicht stimmt, deshalb ist es besonders wichtig, ihm Zuversicht zu vermitteln und es immer wieder zu ermutigen: „Ich weiß, dass es dir sehr schwer fällt. Aber wir schaffen es!"

» Ermutigen statt entmutigen

Kinder mit ADHS haben ein starkes Bedürfnis nach Rückmeldung. Hausaufgaben und auch alle in der Schule erteilten Aufgaben sollten deshalb immer überprüft und dem Kind eine kommentierende Rückmeldung gegeben werden. Die Kinder benötigen häufiger als andere Kinder einen unmittelbaren, bestätigenden Kommentar, der sie ermutigt: „Du hast dir Mühe gegeben." Oder „Heute prima, weiter so!" Wichtig ist dabei, die individuellen Anstrengungen des Kindes zu honorieren, ohne allgemeingültige Maßstäbe anzulegen. Ein Kind mit ADHS muss sich wesentlich mehr anstrengen, um ein Verhalten zu zeigen, das für viele andere eine Selbstverständlichkeit ist.

Obsolet sind die beliebten Stempel mit einem „Weingesicht". Dem Kind ist bei Misserfolg schon selbst genug zum Weinen zumute – es hat doch sein Bestes versucht und konnte es einfach nicht besser! Statt dem Kind ein „weinendes Gesicht" unter seine Bemühungen zu stempeln, hilft es mehr, ihm genau anzustreichen, wo es gut war.

━━ Schwächen und Fehler sollten zwar angesprochen, doch dem Kind zugleich eine Hilfestellung angeboten und eine Perspektive vermittelt werden. Viele Kinder mit ADHS sind sehr unsicher. Durch die Furcht vor dem Versagen fühlen sie sich blockiert und vermeiden es, bestimmte Aufgaben in Angriff zu nehmen. Wichtig ist es deshalb, das Selbstbewusstsein dieser Kinder gezielt zu stärken und emotionalen Rückhalt zu vermitteln. Ein gesteigertes Selbstbewusstsein wirkt sich positiv auf die Motivation und das Engagement der Schüler aus. Verhält sich das Kind den Erwartungen entsprechend, benötigt es deshalb immer ein kurzes Lob.

Das Selbstbewusstsein stärken

» Anreize durch Sonderbelohnungen

━━ Ebenso wie jeder Regelverstoß konsequent sanktioniert wird, muss es honoriert werden, wenn sich der Schüler an Regeln hält, die ihm üblicherweise besonders schwer fallen. Bewährt haben sich dabei Belohnungssysteme zum Beispiel in Form von Stempelbildern oder Punkten. Schafft es das Kind – realistisch nach dem individuellen Vermögen des Kindes – die ganze Stunde bzw. zunächst auch nur eine Minute auf seinem Stuhl sitzen zu bleiben, erledigt es seine Aufgaben vollständig, strengt sich im Unterricht besonders an oder verträgt es sich gut mit den anderen Kindern, erhält es Punkte.

Die gesammelten Punkte können dann gegen Vergünstigungen, wie eine besondere Spielzeit, einen besonderen Ausflug oder weniger Hausaufgaben eingetauscht werden. Bewährt hat es sich dabei, wenn Sie als Lehrer mit den Eltern zusammenarbeiten, sodass die Punkte in der Familie eingetauscht werden können. Am besten klären Sie die Mitschüler über dieses Vorgehen auf. Dadurch können die anderen Schüler ihn bestärken und ihm helfen. Zugleich wird Hänseleien vorgebeugt.

FÜR DIE LEHRER

FÜR DIE LEHRER

» Eine positive Atmosphäre schaffen

Haben Sie einen oder mehrere Schüler mit ADHS kommt es leicht dazu, dass die Atmosphäre im Klassenzimmer überwiegend durch Anweisungen und Ermahnungen bestimmt ist. Eine solche versagensbetonte Atmosphäre ist natürlich ungünstig. Wünschenswert ist dagegen eine Atmosphäre die durch Worte der Anerkennung, der Mitfreude, des Lobens bestimmt ist. Irrtümer und Fehlverhalten sollten dagegen eher „im Stillen" oder durch einen kurzen, ruhigen Satz (z.B. an den Schüler, der unangebracht aufsteht „Ich bleibe sitzen") abgehandelt werden.

» Aufgaben in kleine Schritte zerlegen

Kinder mit ADHS haben eine verkürzte Aufmerksamkeitsspanne. Aufgaben, die viel Zeit und Ausdauer erfordern oder bei denen viele Informationen aus dem Arbeitsgedächtnis benötigt werden, fallen ihnen schwer. Textaufgaben können sie deshalb oft nur mit Mühe bewältigen. Komplexe Aufgaben sollten deshalb in kleine, strukturierte Arbeitsschritte unterteilt und dieses Vorgehen immer wieder eingeübt werden. Hilfreich sind Regeln, die das Vorgehen standardisieren. Diese Merksätze können in einem Regelheft aufgeschrieben und ähnlich wie Vokabeln abgefragt werden.

Da die Kinder auch im Bereich der feinmotorischen Koordination häufig Schwierigkeiten haben und sich zugleich durch vielfältige Reize leicht

Lernerfolg überprüfen

Bei Kindern mit ADHS muss der Lernerfolg regelmäßig schriftlich und mündlich überprüft werden. Durch kurze Tests muss immer wieder sichergestellt werden, dass die Lerninhalte aufgenommen wurden. Bei allgemeinen Lücken oder typischen „Problembereichen" sollten Sie den Lerninhalt gezielt wiederholen bzw. individuelle Hilfen anbieten.

ablenken lassen, dauert das Aus- und Anziehen, zum Beispiel beim Sportunterricht, länger oder es erfolgt schlampig. Auch hier ist es deshalb wichtig, die Aufgabe für das Kind in kleine Schritte zu zerlegen oder dem Kind in dieser überfordernden Situation zur Seite zu stehen und mit ihm kleinste Regeln für das Vorgehen zu besprechen.

» Selbststrukturierung fördern

▬ Ein Kind mit ADHS muss angeleitet werden, sich selbst besser zu steuern. Es hat einen oberflächlichen, sprunghaften Wahrnehmungsstil und versucht meist, möglichst rasch fertig zu werden. Mehr als andere Kinder müssen Sie es deshalb explizit anleiten, alles in Ruhe zu bearbeiten, langsam zu machen und das Ergebnis am Schluss nochmals gründlich zu überprüfen. Hilfreich sind klar formulierte Regeln und Merksätze, wie zum Beispiel „Ich lese genau", „Ich überlege in Ruhe", „Ich überprüfe das Ergebnis sorgfältig".

Bei einer Klassenarbeit kann beispielsweise auf dem Aufgabenblatt der Satz stehen: „Ich warte einen Moment ab und lese mir dann noch einmal alles gründlich durch. Wenn ich die Aufgabe überprüft habe, hake ich das Ergebnis für mich ab." Bei Aufgaben an der Tafel kann es dem Kind helfen, sein eigenes Vorgehen für sich selbst laut zu kommentieren. Eigene Unterrichtseinheiten zum Thema Lernen und soziale Kompetenz können angebracht sein.

» An mögliche Teilleistungs- störungen denken

▬ Viele Kinder haben zusätzlich zur Aufmerksamkeitsstörung weitere Teilleistungsstörungen, wie zum Beispiel

FÜR DIE LEHRER

Schwierigkeiten bei der Graphomotorik. Dadurch ist das Schriftbild krakelig, ungelenk und meist schlecht leserlich. Da sie viel Konzentration für den reinen Schreibprozess benötigen, fällt es ihnen sehr schwer, zugleich noch auf die Orthographie zu achten, und es entstehen viele Flüchtigkeitsfehler. Auch hier ist es deshalb besonders wichtig, nicht das Ergebnis zu sehen, sondern die individuelle Anstrengungsbereitschaft des Kindes zu würdigen. Keinesfalls sollten Noten wegen des Schriftbildes abgezogen werden.

Eine Lese-Rechtschreibschwäche (LRS) und eine Rechenschwäche treten bei Kindern mit ADHS überdurchschnittlich häufig, zum Teil auch kombiniert, auf. Kinder mit einer solchen Störung benötigen eine gezielte Einzelförderung durch ausgebildete Fachkräfte. Bei der Notengebung können diese Störungen in bestimmten Bundesländern entsprechend berücksichtigt werden.

» Den Bewegungsdrang kanalisieren

━━ Kinder mit ADHS haben einen starken Bewegungsdrang. Für diese ist es deshalb eine Hilfe, wenn der Unterricht es ihnen hin und wieder ermöglicht, sich zu bewegen. Kleine, überschaubare und gut kontrollierbare Aufträge und Besorgungen, wie das Putzen der Tafel, das Austeilen von Arbeitsblättern oder das Holen eines Gerätes, sind für Schüler mit ADHS eine gute Möglichkeit, das quälende Stillsitzen zu unterbrechen.

Ebenso kann es sich auszahlen, wenn die Kinder während des Unterrichts die Toilette aufsuchen, eine Zeit lang auf dem Stuhl knien bzw. neben dem Stuhl stehen dürfen. Dies kommt dem inneren Bewegungsdrang der Kinder entgegen, ohne die anderen Kinder zu stören. Bemerken Sie, dass es bei einem Kind „kriselt", wirkt ein kleiner Botengang oft als Ventil, sodass es anschließend wieder ruhig am Unterricht teilnehmen kann.

━ Begabte Kinder sind oft mit Aufgaben früher fertig als Mitschüler. Sie haben dann nichts zu tun und langweilen sich. Solche Momente überfordern den begabten Schüler mit ADHS extrem. Ein Ruheraum, abgegrenzt im Klassenzimmer, bietet die Möglichkeit, dass sich die Kinder, die schnell fertig sind, dorthin zurückziehen und sich zum Beispiel mit einer Sonderaufgabe beschäftigen, ohne die langsameren Schüler zu stören.

Ruheraum anbieten

» Die sozialen Probleme innerhalb der Klasse lösen

━ Kinder mit ADHS sind impulsiv, sie fühlen sich schnell provoziert und handeln oft, ohne nachzudenken. Die Mitschüler lernen rasch, wo der „rote Knopf" ist, damit das Kind in die Luft geht. Halten Sie sich deshalb mit Schuldzuweisungen und Sanktionen am besten grundsätzlich zurück, wenn Sie den Vorgang nicht mit eigenen Augen beobachtet haben. Am besten ist es, die Streithähne möglichst wortlos und ohne viel Aufhebens zu trennen und erst deutlich zeitlich versetzt in der Klasse über typische soziale Probleme zu sprechen und Lösungsansätze zu eröffnen.

Besonders kritisch ist in dieser Hinsicht die Zeit nach dem Sportunterricht. Denn durch die körperlichen Aktivitäten sind Schüler mit ADHS oft regelrecht „aufgedreht" und müssen erst langsam wieder „herunterkommen". Sinnvolle motorische Aufträge, bei denen sie viel Kraft einsetzen und die Muskeln anspannen, helfen ihnen ihren „Motor" wieder herunterzufahren (z.B. am Ende des Sportunterrichts Matten aufräumen).

» Eingreifen bei Regelverstößen

━ Bei einem Regelverstoß sollten Sie möglichst konsequent sofort (!) eingreifen, ohne das Verhalten des Kindes zu dra-

FÜR DIE LEHRER

matisieren oder durch die Gestik, Mimik oder Wortwahl vorwurfsvoll zu reagieren. Je gelassener und deutlicher das Zeichen ist, das Sie dem Kind geben, desto größer ist der Erfolg. Sich ruhig auf den Schüler zu bewegen und mit wirksamen Handzeichen, Symbolen oder mithilfe der Mimik zu reagieren, ist oft hilfreicher als verbal einzugreifen.

Bei manchen Kindern bewähren sich Signalkarten. Legen Sie eine bestimmte Karte (z.B. rot mit einem Ausrufezeichen) wortlos auf den Tisch bedeutet dies: „Stopp. Dies ist die letzte Ermahnung. Beim nächsten Mal folgt ein Punktabzug." „Response cost" ist eine weitere mögliche Vorgehensweise: Das Kind verfügt über ein Guthabenkonto von z.B. 30 Punkten. Es kann Punkte verlieren oder auch hinzugewinnen.

Idealerweise sollte innerhalb des Lehrerkollegiums Einigkeit über das Setzen der Grenzen und mögliche Konsequenzen bestehen. Das einheitlich konsequente Handeln gibt den Kindern Orientierung, Sicherheit und dadurch Geborgenheit sowie Vertrauen.

» Eingreifen bei Krisensituationen

◼️ Auch in einer akuten Krisensituation sollten Sie Ruhe bewahren. Suchen Sie die Nähe des Kindes und berühren es leicht. Zeigen Sie dem Kind, dass Sie seine Erregung verstehen und schützen es davor, vor den anderen Kindern in der Verliererrolle dazustehen. Übersetzen Sie seine negativen Gefühle in Ihre eigenen Worte. Der Blickkontakt zum Kind hilft, die Ursache für die Erregung zu erkennen. Geben Sie ihm Zeit, die Selbstkontrolle wieder zu finden. Oft hilft dabei, das Kind zu einem Weiterarbeiten in eine andere Richtung der jeweiligen Tätigkeit zu motivieren.

„Room-out". ◼️ Beruhigt es sich nicht und droht die Situation weiter zu eskalieren, hilft ein „Room-out" dem Kind dabei, seine innere Gelassenheit wieder zu finden. Das Entfernen aus dem jeweiligen Raum sollte allerdings nicht als akute Strafe verhängt und gewaltsam durchgesetzt, sondern am besten mit dem Kind bereits vorher in einer ruhigen Situation besprochen und als Hilfe angeboten werden. Allerdings sollte bei einem „Room-out" auch die Frage der Aufsicht geklärt sein. Nachdem sich das Kind beruhigt hat, sollte man zur Tagesordnung übergehen und erst deutlich zeitlich versetzt, z.B. am Ende der Stunde, mit dem Kind über den Vorfall sprechen.

» Außerschulische Aktivitäten

━━ In nicht strukturierten Situationen kommt es bei Kindern mit ADHS häufig zu massiven Problemen. Dies ist zum Beispiel vor dem Unterricht, beim Umkleiden für den Sportunterricht, in der Pause, vor allem aber auch bei Ausflügen und im Schullandheim der Fall. Um Schwierigkeiten vorzubeugen, sollten Sie die gesamte Klasse, vor allem aber das betroffene Kind gezielt darauf vorbereiten, was auf alle zukommt.

Mit verhaltensschwierigen Kindern sollten Sie möglichst genau absprechen, welches Verhalten von ihnen erwartet wird. Bei Ausflügen ist es hilfreich, das aufmerksamkeitsgestörte Kind durch kleine Aufträge immer wieder einzubinden. Am besten geben Sie dem Kind mehrmals täglich

Die Klasse zur Mithilfe motivieren

Meist sind Schüler mit ADHS von den anderen als Störenfried abgestempelt. Dennoch können Sie die Klasse motivieren, um das Problemkind zu kämpfen. Wecken Sie das Interesse an seinen Fortschritten und bestärken Sie Schüler, dem Kind zu helfen, mit seinen Problemen besser umzugehen. Wenn Sie die Probleme des Kindes offen, jedoch sehr einfühlsam ansprechen, kann es für das Kind eine Hilfe sein. Man kann den Klassenkameraden erklären, dass es diesem Kind schwerer fällt, sich gut zu konzentrieren oder sich an bestimmte Regeln zu halten.

Dabei sollten Sie deutlich machen, dass auch andere Kinder eine Einschränkung haben. Während der eine nicht so gut sehen kann und deshalb eine Brille tragen muss, hat der andere Probleme beim Lesen, beim Rechnen oder beim Sport. Das Ziel ist es, auf diesem Weg mehr Verständnis für das Kind zu wecken, sodass die anderen in schwierigen Situationen hilfsbereiter und verständnisvoller reagieren.

FÜR DIE LEHRER

eine Rückmeldung über sein Verhalten. Besprechen Sie mit ihm mehrmals am Tag, wann sein Verhalten korrekt war bzw. wann er eine Regel übertreten hat.

Ein Partnersystem mit einem belastungsfähigen Schüler kann helfen, solche Situationen besser zu bewältigen. Nicht nur die Eltern, auch Sie als Lehrer können durch Anregung, Nachfragen usw. sinnvolle Freizeitaktivitäten fördern, die dazu beitragen, das Selbstwertgefühl, die soziale Kompetenz und die Eingliederung des Kindes zu fördern (z. B. Teilnahme an einer Sportgruppe, Naturfreunde, Pfadfinder, Schul-, Arbeitsgemeinschaft).

» Scheuen Sie sich nicht, Hilfe zu holen

Einverständnis der Sorgeberechtigten einholen

▬ Um die Probleme mit einem aufmerksamkeitsgestörten Kind zu bewältigen, kann es nötig werden, sich Hilfe zu holen. Scheuen Sie sich nicht davor, fachkundige Unterstützung einzuholen. Für alle solche Schritte müssen Sie vorher das Einverständnis der Sorgeberechtigten haben! Die Einbeziehung der Eltern ist darum unerlässlich. Bitten Sie einen ADHS-Beratungslehrer, den Kinder- und Jugendpsychiater oder den Schulpsychologen um Unterstützung oder arbeiten Sie, wenn es sinnvoll erscheint, mit außerschulischen Diensten wie einer Erziehungsberatungsstelle oder dem Jugendamt zusammen.

FÜR DIE LEHRER

➤➤➤ An einem Strang ziehen

➤ Die Zukunft eines Kindes mit ADHS hängt entscheidend davon ab, wie gut Eltern, Lehrer, Ärzte und alle anderen an der Erziehung und Förderung des Kindes beteiligten Personen zusammenarbeiten. Wenn frühzeitig Informationen aus den unterschiedlichen Lebensbereichen des Kindes gesammelt werden, gelingt es, das Kind in seiner Gesamtheit zu sehen.

➤ Zusammenarbeit mit den Eltern

➤ Zum Wohle des Kindes sollten sich Eltern und Lehrer deshalb als Partner sehen und sich wiederholt in einem offenen und vertrauensvollen Gespräch austauschen. Der konstruktive Austausch und die gemeinsame Sorge um das Kind motivieren alle Beteiligten, sich der Sache anzunehmen und aufeinander abgestimmt zu handeln. Berichten Sie den Eltern möglichst nicht nur über die Probleme des Kindes innerhalb der Klasse, sondern vor allem auch von seinen Leistungen und Fortschritten, die Mut machen.

Beraten Sie gemeinsam mit den Eltern, welche Lösung sich für ein konkretes Problem (z.B. unerledigte Hausaufgaben) finden lässt. Anlässe für Elterngespräche sollten nicht überwiegend die „negativen Ereignisse", sondern viel mehr die, wenn auch seltenen, positiven Fortschritte des Kindes und seine Erfolge sein. Alle Bemerkungen, die von den Eltern als Vorwürfe wahrgenommen werden könnten, sollten Sie möglichst gezielt vermeiden. Denn in einer solchen Situation stellen sich nahezu alle Eltern schützend vor ihr Kind.

Über die wichtigsten Regeln im Umgang mit dem Kind sollten klare Absprachen bestehen, das heißt positives Verhalten sollte sowohl in der Schule als auch Zuhause verstärkt und negatives Verhalten sanktioniert werden. Eine frühe Zusammenarbeit verhindert, dass sich die Schwierigkeiten aufschaukeln und das Kind aus der Störenfriedrolle nicht mehr herauskommt.

» Zusammenarbeit mit Ärzten und Therapeuten

Als Lehrer müssen Sie Bescheid wissen, wenn eine Therapie durchgeführt wird. Im Falle einer medikamentösen Therapie sollten Sie vorurteilsfrei versuchen, die Behandlung zu unterstützen und den Eltern bzw. dem Kinder- und Jugendarzt/-psychiater über das Verhalten in der Schule regelmäßig eine Rückmeldung zu geben.

Kooperationsnetz bei Kindern mit ADHS

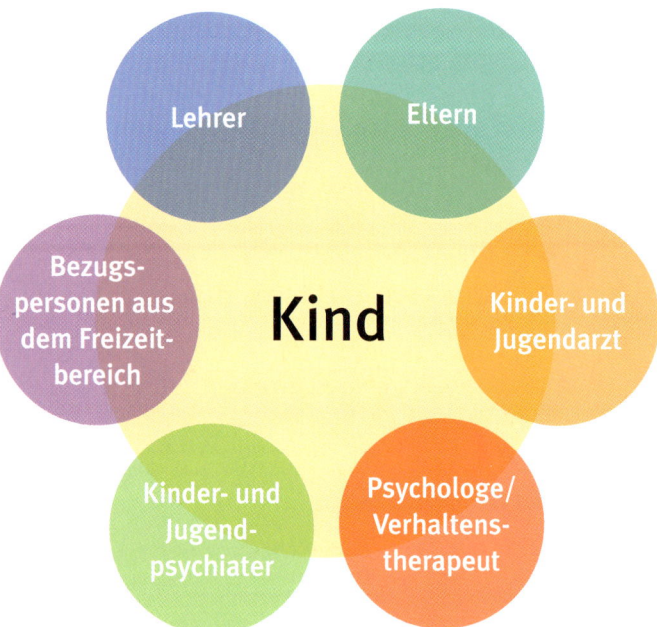

86

» Buch-Tipps

Für Eltern

- Aust-Claus, E.: Das ADS-Buch. Oberstebrink Verlag, ISBN 398044936X
- Born A., Oehler C.: Lernen mit ADS-Kindern. Ein Praxishandbuch für Eltern, Lehrer und Therapeuten. Kohlhammer Verlag Stuttgart, 2. Auflage, 2003
- Bundesverband der Elterninitiative zur Förderung hyperaktiver Kinder (Hrsg.): Unser Kind ist hyperaktiv! Was nun? Zu beziehen unter: 91301 Forchheim · Postfach 60 oder www.osn.de/user/hunter/badd.htm
- Döpfner H., Schürmann S., Lehmkuhl G.: Wackelpeter und Trotzkopf. Beltz PVU, Weinheim. ISBN 3621274812
- Döpfner M., Fröhlich J., Lehmkuhl, G.: Ratgeber Hyperkinetische Störungen. Information für Betroffene, Eltern, Lehrer und Erzieher. Hogrefe Verlag, Göttingen, 2000
- Neuhaus C.: Das hyperaktive Kind und seine Probleme. Urania-Ravensburger., Berlin. ISBN 3332008722
- Neuhaus C.: Hyperaktive Jugendliche und ihre Probleme. Urania Verlag, ISBN 3332010883
- Russel A. Barkley R. A.: Das große ADHS-Handbuch für Eltern. Verlag Hans Huber, Bern. ISBN 3456838190

Für Lehrer

- Aufmerksamkeitsgestörte, hyperaktive Kinder und Jugendliche im Unterricht. Handreichung vom Staatsinstitut für Schulpädagogik und Bildungsforschung München. Auer Verlag 2003. ISBN 3403032485
- Aufmerksamkeitsgestörte, hyperaktive Kinder im Unterricht (Video). Staatsinstitut für Schulpädagogik und Bildungsforschung/Stadtbildstelle Nürnberg 1998. Tel. 0911/26 31 98 · Fax. 0911/28 90 31 (ca. 20,– Euro inkl. Porto und Verpackung)
- Born A., Oehler C.: Lernen mit ADS-Kindern. Ein Praxishandbuch für Eltern, Lehrer und Therapeuten. Kohlhammer Verlag Stuttgart, 2. Auflage, 2003

Für Ärzte und Therapeuten

- Deutsche Gesellschaft für Kinder- und Jugendpsychiatrie und Psychotherapie et al. (Hrsg.): Leitlinien zu Diagnostik und Therapie von Psychischen Störungen im Säuglings-, Kindes- und Jugendalter. Deutscher Ärzte Verlag, Köln, 2. Auflage 2003
- Döpfner M., Fröhlich J. Lehmkuhl G.: Hyperkinetische Störungen, Leitfaden Kinder- und Jugendpsychotherapie, Hogrefe Verlag, Göttingen, 2000
- Gerlach M., Warnke A., Wewetzer Ch. (Hrsg.): Pharmakotherapie psychischer Störungen bei Kindern und Jugendlichen, Springer Wien, 2004
- Herpertz-Dahlmann B., Resch F., Schulte-Markwort M., Warnke A.: Entwicklungspsychiatrie. Schattauer Verlag, Stuttgart, 2003
- Remschmidt, H. (Hrsg.): Kinder- und Jugendpsychiatrie. Thieme Verlag, Stuttgart, 2000

SERVICE

» Selbsthilfegruppen

━ Arbeitskreis Überaktives Kind e.V.
Bundesgeschäftsstelle
Postfach 410724
Tel. 030/85 60 59 02
Fax. 030/85 60 59 70
www.bv-auek.de (hier findet sich ei-
ne nach Postleitzahlen sortierte Lis-
te der Selbsthilfegruppen)
━ Juvemus
regional arbeitender Verein im Raum
Koblenz/Rheinland-Pfalz
www.juvemus.de

» Internet-Adressen

Webseiten von Fachgruppen
━ www.ag-adhs.de
Webseite der Arbeitsgemeinschaft
ADHS der Kinder- und Jugendärzte
Deutschlands e.V. Information
durch Leitlinien, Stellungnahmen
zu aktuellen Diskussionen , umfas-
sende Linkliste.

**Webseiten von Selbsthilfegruppen
und -vereinen**
━ www.ads-hyperaktivitaet.de
Webseite der Elterngruppe Frank-
furt/Main im Bundesverband Auf-
merksamkeitsstörung/Hyperakti-
vität e.V. Fachinformationen, Ratschläge und Erfahrungsberichte, Li-
teraturliste, Linkliste, Veranstal-
tungshinweise, Gesprächsforum
und Chat.

━ www.bv-ah.de
Der Bundesverband Aufmerksam-
keitsstörung/Hyperaktivität e.V.
arbeitet bundesweit mit dem Ziel
Betroffene, Eltern, Erzieher, Psychologen, Ärzte und Institutionen über
Krankheitsbild, Therapiemöglich-
keiten und Krankheitsverlauf der
Aufmerksamkeitsstörung mit/ohne
Hyperaktivität aufzuklären
━ www.hypies.de
Webseite von Betroffenen, umfas-
sende Informationen, Buchempfeh-
lungen, Hinweise auf Veranstaltun-
gen und Regionalgruppen, Gesprächsforum und Chat.
━ www.bv-auek.de
Webseiten des Bundesverbandes Arbeitskreis Überaktives Kind und der
Elterninitiative zur Förderung von
Kindern mit Aufmerksamkeitsstörung mit/ohne Hyperaktivität. Fachinformationen, Veranstaltungshin-
weise, Regionalgruppenverzeich-
nisse, Linklisten.
━ www.ads-ev.de
Elterninitiative zur Förderung von
Kindern mit ADHS/ADS

**Webseiten von Therapeuten
und Institutionen**
━ www.hks-ads.de
━ www.opti-mind.de
Webseiten von Therapeuten. Sachli-
che Artikel, Literatur- und Linklisten, Forum.

Meine Punkteschlange

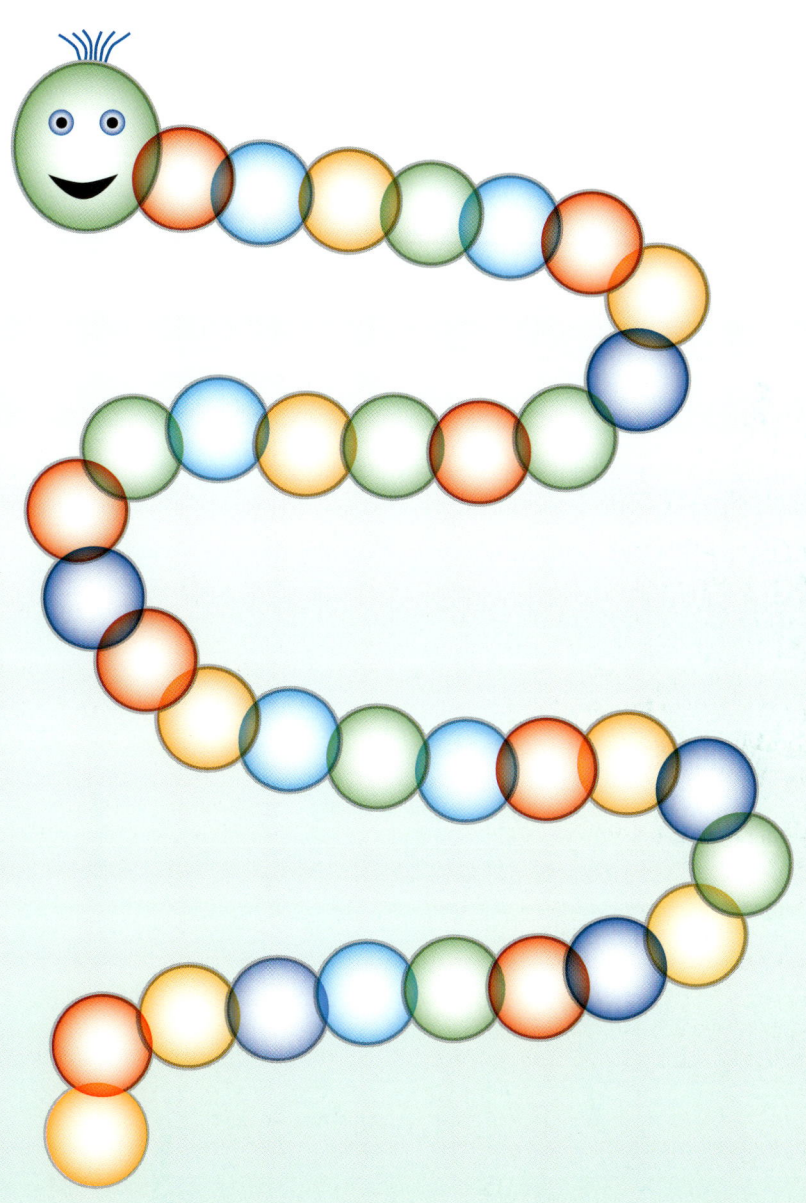

Belohnung für die Woche vom .... bis ....

	1. Ziel	2. Ziel	3. Ziel
Montag			
Dienstag			
Mittwoch			
Donnerstag			
Freitag			
Samstag			
Sonntag			

Belohnung:
Für ____ Punkte _____
Für ____ Punkte _____
Für ____ Punkte _____

Zielverhalten:
1. _____
2 _____
3. _____

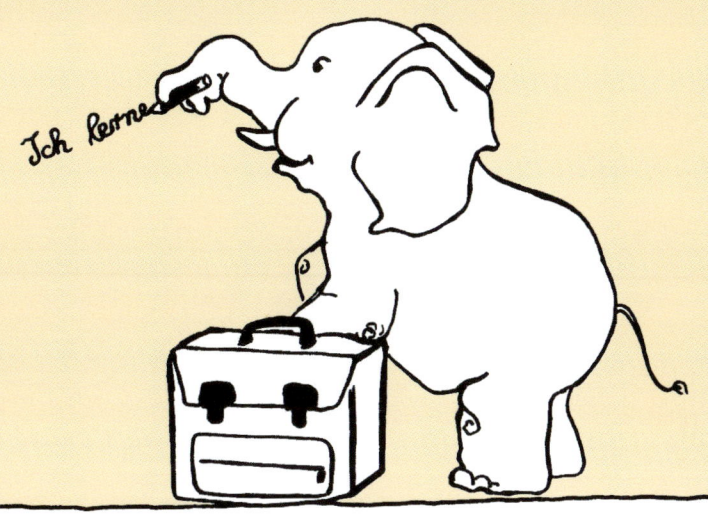

Bitte nicht stören!

Bitte nicht stören!

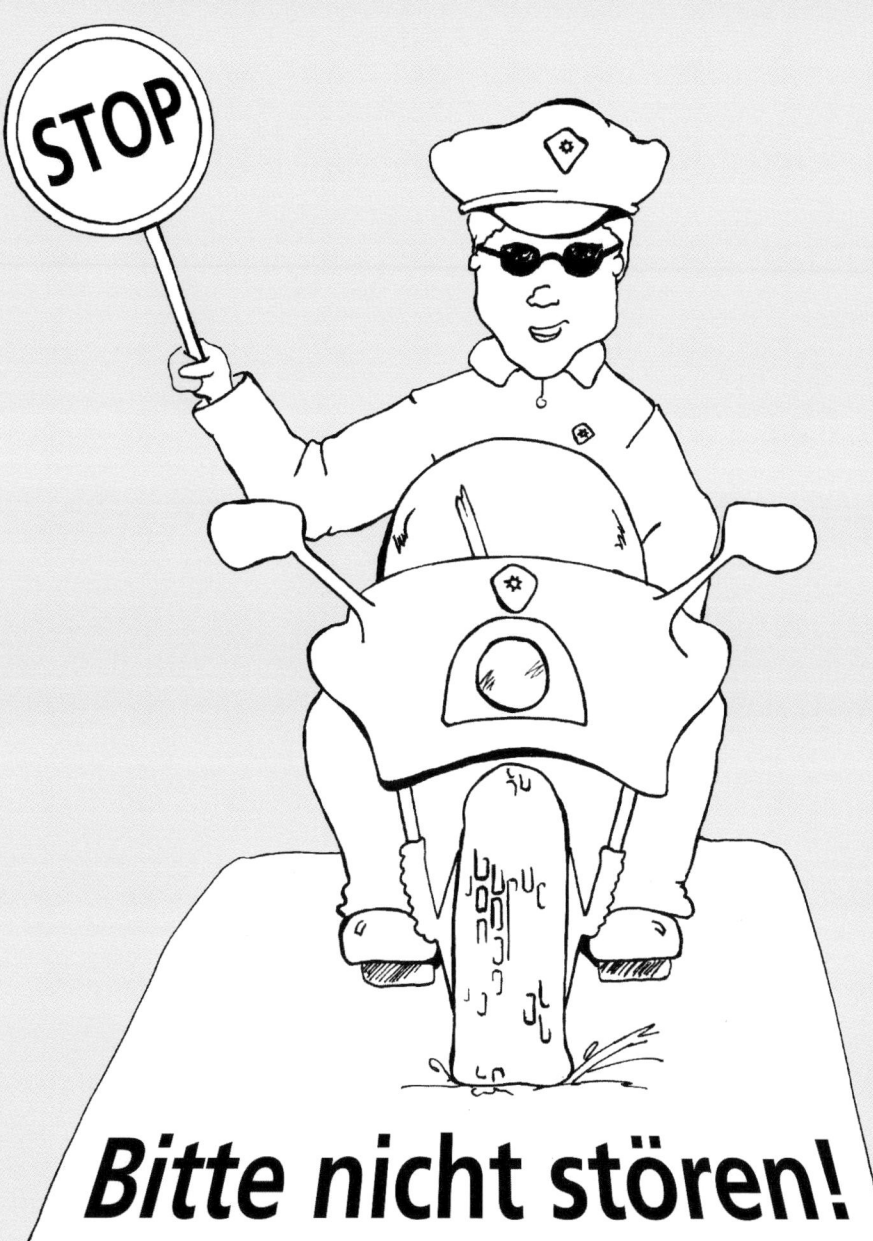